Rückenqigong
by Stefan Wahle

Mit Qigong-Übungen für den Rücken zu Gesundheit und Wohlbefinden

von

Diplom-Sozialökonom
Stefan Wahle
Lehrer für Qigong, TQN + DDQT
5. DAN Ju-Jutsu
lizenzierter Fitnesstrainer

akkreditiert bei: www.trainerregister.de

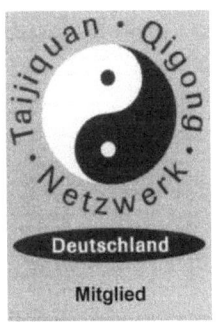

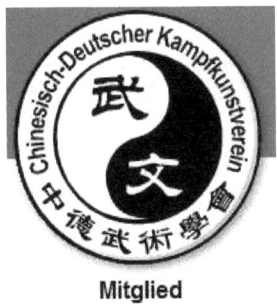

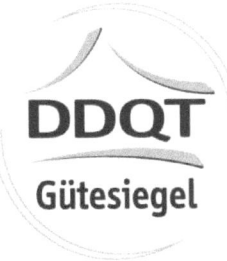

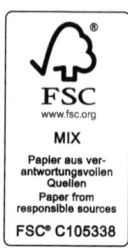

Impressum

©2014 copyright by Stefan Wahle, Hamburg

1. Auflage

Autor: Stefan Wahle, Hamburg

E-Mail: info@sw-sportbuch.de

Internet: www.sw-sportbuch.de

Fan-Page von Stefan Wahle bei Facebook.com:
http://www.facebook.com/Stefan.Wahle.Autor

Verlag und
Herstellung: BoD Books on Demand GmbH, Norderstedt

ISBN: 978-3-7357-5797-5

Offizielles Lehrbuch

der

Sawah® Qigong und Taijiquan Gesellschaft

®

www.sawah-qigong.de

www.facebook.com/SawahQigong

Sport Awards 2011 der Martial Arts Association

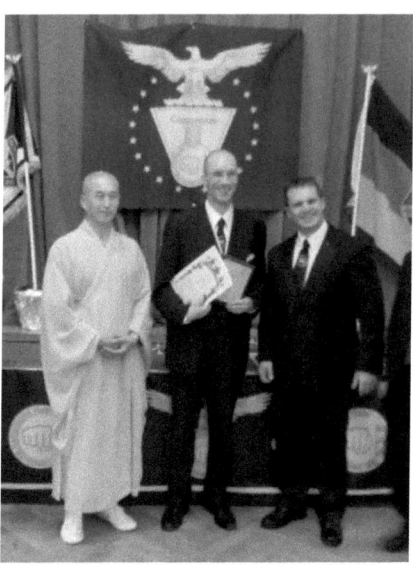

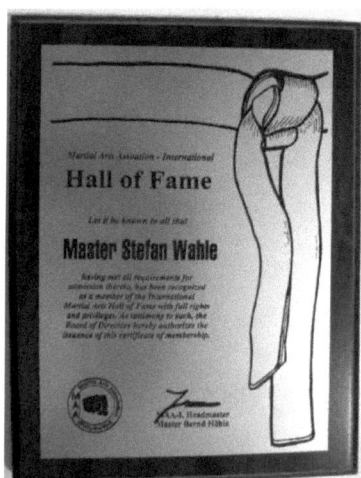

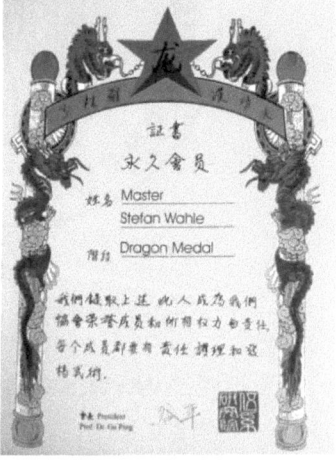

Aufnahme in die Hall of Fame und
Verleihung der Dragon Medal

Inhaltsverzeichnis

1. Einführung in Qigong

Qi Gong (ausgesprochen: Tschi Gung) beinhaltet Übungen, die den Energiefluss im Körper begünstigen und Blockaden lösen, um die Gesundheit zu erhalten, zu fördern oder wiederzuerlangen. Sie sind daher für kranke sowie für gesunde Menschen gleichermaßen geeignet und sinnvoll. Die positiven Wirkungen werden durch die Vereinigung von körperlicher und geistiger Bewegung zusammen mit Atemübungen erreicht. Das Ziel ist, dass der Trainierende mit sich in Zufriedenheit und Harmonie lebt. Dieser ausgewogene Zustand ist untrennbar mit der frei fließenden Energie, dem Qi, verbunden.

Qi bedeutet Lebensenergie, die ständig wieder aufgeladen werden muss.

Es gibt eine Vielzahl von Qigong-Übungen mit unterschiedlichen Ausprägungen. Dabei gibt es zwei Hauptkategorien. Auf der einen Seite die Übungen-in-Bewegung (Donggong) und auf der anderen Seite die Übungen-in-Ruhe (Jinggong). Das Rückenqigong gehört zum aktiven Donggong.
Bewegtes Qigong ist für Anfänger leichter zu erlernen, da keine besondere Geisteskraft erforderlich ist. Es müssen lediglich eine Abfolge von gewissen Bewegungen zusammen mit der Atemtechnik erlernt werden. Jinggong, also Übungen in Ruhe, wird als schwerer erlernbar eingeschätzt, aber gleichfalls auch als höherwertiger angesehen. Das Qi wird direkt durch die Vorstellungskraft geleitet. Hierbei wird eine Energiedurchdringung des Körpers erreicht, zu der keine

sportliche Übung fähig ist. Hier zeigt sich der wahre Meister.

Qigong ist bei weitem keine rein chinesische Erfindung, da bei dessen Entstehung auch äußere Einflüsse aus dem indischen Yoga und dem tibetischen Buddhismus eine Rolle spielten.

Sie werden in verschiedenen Büchern und bei verschiedenen Meistern und Lehrenden Abweichungen von der hier vorgestellten Form finden. Die Grundprinzipien und Wirkungsweisen sind zwar immer gleich, jedoch finden sich Abweichungen in der Reihenfolge der Übungen sowie in Ausführungsdetails bis hin zu unterschiedlichen Hand- und Fausthaltungen. Es gibt nicht die eine richtige Urform, die es schon immer gab oder geben wird. Vielmehr durchlaufen die Übungen einen ständigen Wandel im Laufe der Zeit. Jeder Praktizierende muss seinen eigenen Weg finden und gehen. Insbesondere sollte jeder auf seine persönlichen Eigenheiten und Gegebenheiten Rücksicht nehmen. Dies gilt insbesondere für Ältere, Kranke oder körperlich Behinderte. Standtiefe, Dehnung und Bewegungs-spannbreite (range of motion) sollten entsprechend angepasst werden.

Der Legende nach kam um 500 n.Chr. der buddhistische Mönch Bodhidharma (Gründer des Zen-Buddhismus in China) aus Indien nach China und meditierte dort in einer Höhle des Berges Song in der Nähe des Shaolin Klosters neun Jahre lang. Danach unterrichtete er die Mönche des Klosters in Qigong-Übungen. Dies sollte dem Ausgleich der Belastungen stundenlanger Meditation und damit der Stärkung der Konstitution sowie des Erhaltens eines wachen Geistes dienen. Auch bei diesen speziellen Qigong-Übungen geht es um das Prinzip des An- und Entspannens von unterschiedlichen Muskeln, um den Fluss des Blutes und des Qi im Körper anzuregen. Die Muskeln werden des Weiteren gedehnt, wodurch sich die Beweglichkeit verbessert.

Obwohl es sich um lediglich 8 Übungen zuzüglich einer Abschlussübung handelt, ist die Ausführung zu Anfang ungewohnt und der Fluss der Bewegungen ist nicht leicht zu erreichen. Nehmen Sie sich kleine Teilziele vor. Üben Sie jeden Tag eine der Übungen ein, mit der Sie sich dann ausführlich beschäftigen. Fangen Sie am ersten Tag mit Übung Nr. 1 an. Am zweiten Tag üben sie ausführlich Übung Nr. 2 und am Schluss wiederholen Sie Übung Nr. 1 und Nr. 2 hintereinander. Fahren Sie so lange damit fort, bis Sie alle Übungen kennengelernt haben. Dann sollten Sie die Form täglich mindestens einmal praktizieren, je nach persönlicher Präferenz morgens oder abends. Sie werden sehen, wie schnell sich positive Auswirkungen auf Ihre Gesundheit und Ihr Wohlbefinden einstellen werden. Sie sollten auf alle Fälle darauf achten, mindestens 2 Stunden vor den Übungen keine Nahrung mehr zu sich zu nehmen, da ein voller Bauch die Atmung und Bewegung behindert und das Qi keinen Platz in ihm hat. Außerdem verbraucht die Verdauung wichtiges Qi, so dass weniger für Qigong zur Verfügung steht. Nach den Übungen sollten Sie noch eine halbe Stunde verstreichen lassen, bis Sie wieder

Nahrung zu sich nehmen, da die Übungen noch nachwirken.

Die Übungen haben positive Auswirkungen auf die Atmungsorgane und Gliedmaßen. Gelenke werden beweglicher, die Nerven gestärkt sowie das Gleichgewichtsempfinden verbessert. Das Immunsystem und das Herz-Kreislaufsystem werden ebenso positiv beeinflusst.

Für die Übungen ist ein Körperpunkt sehr wichtig, auf den später noch Bezug genommen wird. Dabei handelt es sich um das untere Dantian (ausgesprochen: Dantien; das Elixierfeld des langen Lebens und der Weisheit). Es ist ein Energiezentrum, das etwa 5 cm unterhalb des Bauchnabels im Bauch liegt. Wenn Sie die Hände mit den Oberkanten zwei Finger breit unterhalb des Bauchnabels platzieren, liegen die Hände genau darauf. Wenn allgemein vom Dantian gesprochen wird, ist meist das untere Dantian gemeint, obwohl es auch noch das obere und mittlere Dantian gibt, was hier der Vollständigkeit halber erwähnt werden soll. Dieses Energiereservoir speichert Qi und pumpt es durch den Körper.

Der Ablauf der Übung sollte langsam aber fließend erfolgen. Auf den Ablauf der Atmung, insbesondere wann ein- und wann ausgeatmet werden soll, wird bei der Vorstellung der jeweiligen Einzelübung hingewiesen. Grundsätzlich praktizieren wir die sogenannte **Bauchatmung**, bei der durch die Nase tief in die Brust und dann in den Bauch eingeatmet wird. Der Bauch wölbt sich dabei wie eine Kugel nach außen. So nutzen wir das volle Lungenvolumen aus, belüften unsere Lunge optimal und führen unserem Körper den größtmöglichen Sauerstoff zu.

Ich habe diese Einführung so kurz wie möglich gehalten und verzichte mit Absicht auf endlose theoretische Ausführungen zum Qigong und der traditionellen chinesischen Medizin. Das haben viele andere Bücher in ganzer Bandbreite schon getan und ich wollte nicht noch ein Buch veröffentlichen, das die ersten 150 Seiten das gleiche Thema zum x-ten Male auswalzt. Hier geht es in erster Linie um die Vorstellung und das Erlernen der Form.

Ich habe versucht, möglichst jeden kleinen Zwischenschritt im Bild festzuhalten und zu beschreiben, so dass allein mit diesem Buch ein Kennenlernen und eine Rohpraktizierung der Form möglich sein sollten. Der letzte Feinschliff kann dann durch die Unterrichtung eines erfahrenen Meisters oder Lehrers eines anerkannten Verbandes erfolgen. Dieses Buch sollte also als Vorbereitung oder Begleiter zu einem Kurs gesehen werden, was ja letztendlich für jedes Lehrbuch gilt.

Ich wünsche viel Spaß und Erfolg beim Üben!

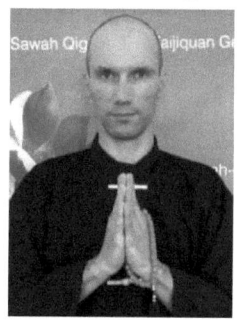

2. Grundhaltungen
2.1. Handhaltungen

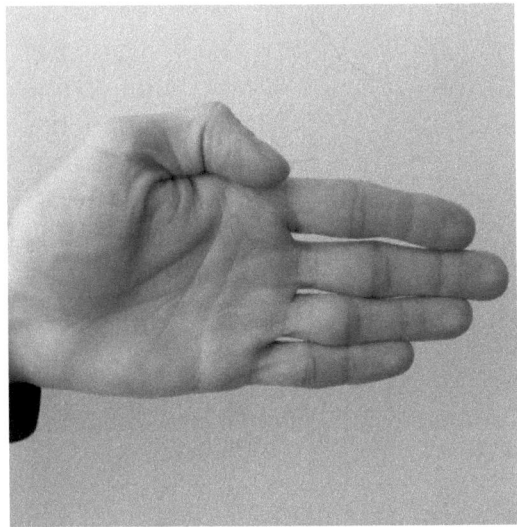

1

Weidenblatt

Bei der Handhaltung „Weidenblatt" sind die vier Finger gestreckt und liegen eng zusammen. Der Daumen ist angelegt.

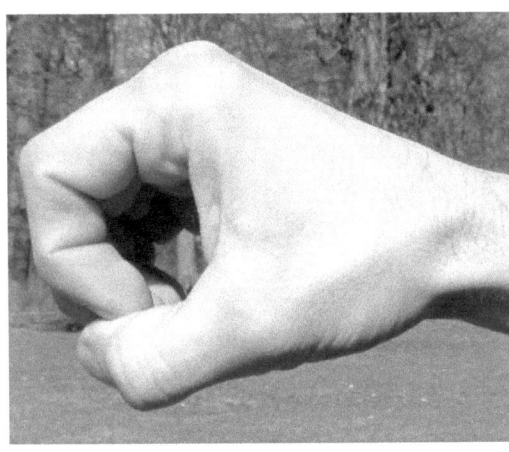

2

Bärentatze / Hohlfaust

Alle Finger sind gekrümmt und bilden einen Hohlraum. Der obere Teil des Daumens liegt auf dem Fingernagel des Zeigefingers und bildet mit ihm zusammen einen Kreis.

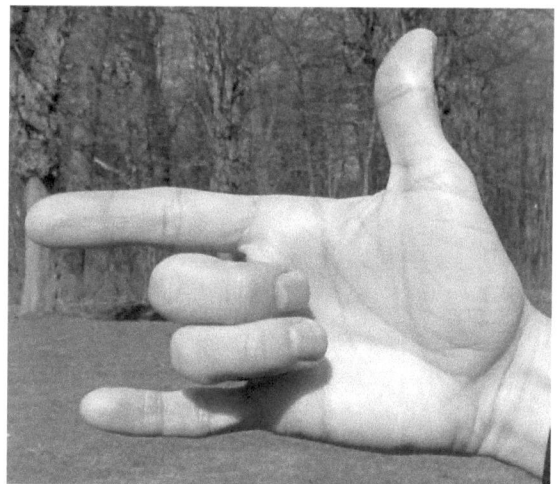

3

Hirschgeweih

Der Zeigefinger und der kleine Finger sind gestreckt. Der Mittel- und der Ringfinger sind in Richtung Handinnenfläche angewinkelt. Der Daumen ist gestreckt und in einem 90°-Winkel zum Zeigefinger abgespreizt.

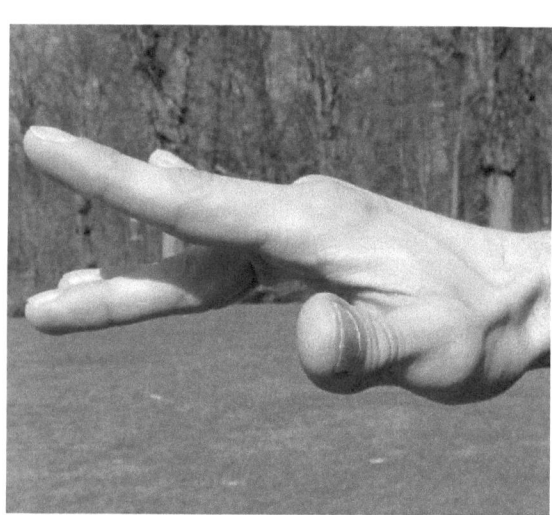

4

Kranichflügel

Alle Finger sind gestreckt. Der Mittel- und der Ringfinger liegen zusammen und zeigen dabei nach unten, während die anderen Finger nach oben zeigen.

12

2.2.   Beinstellungen

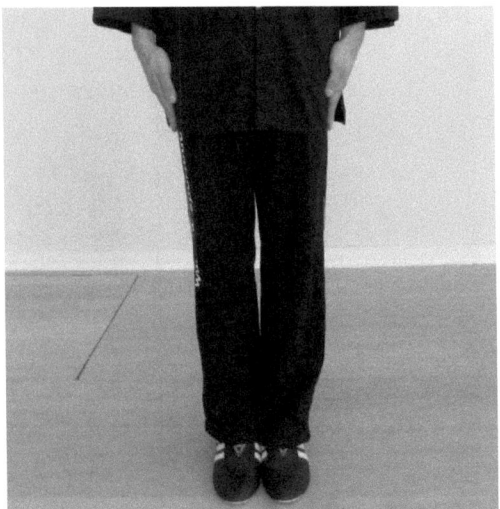

5

Ausgangsstellung

Bei dieser Stellung stehen beide Füße zusammen und zeigen nach vorne. Die Arme hängen rechts und links am Körper anliegend herab. Das Körpergewicht ist gleichmäßig auf beide Beine verteilt. Der Blick ist nach vorne gerichtet.

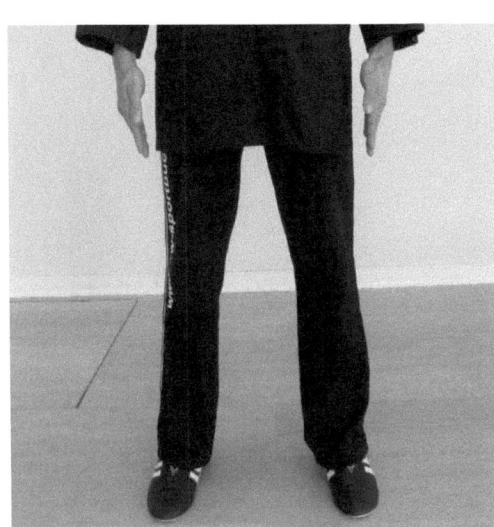

6

Neutralstellung

In dieser Stellung stehen die Füße etwa schulterbreit auseinander und zeigen nach vorne. Das Körpergewicht ist gleichmäßig auf beide Beine verteilt. Die Knie sind locker und nur minimal gebeugt.

13

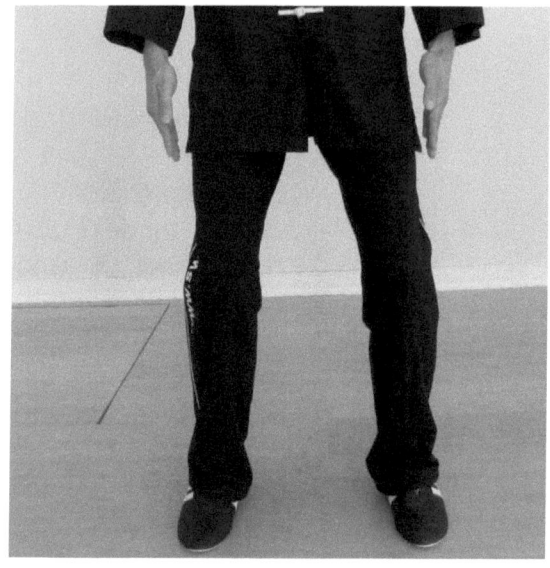

7

Abgesenkte Neutralstellung

Wir befinden uns in der Neutralstellung, beugen die Knie und senken dabei das Gesäß, als wenn wir uns hinsetzen wollten.

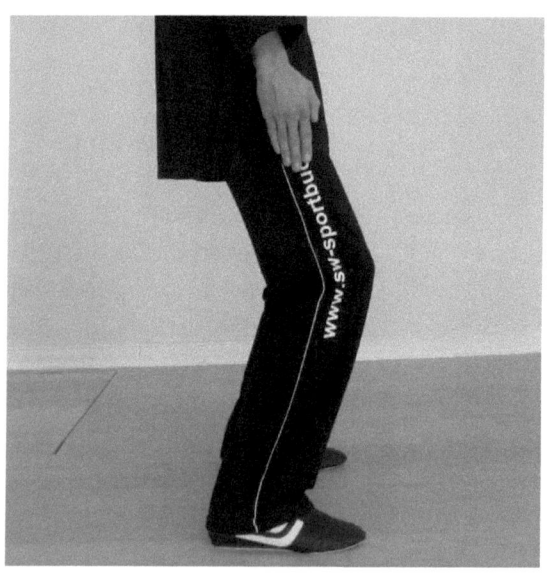

8
seitliche Ansicht von Bild 7

Der Oberkörper bleibt dabei gerade und senkrecht.

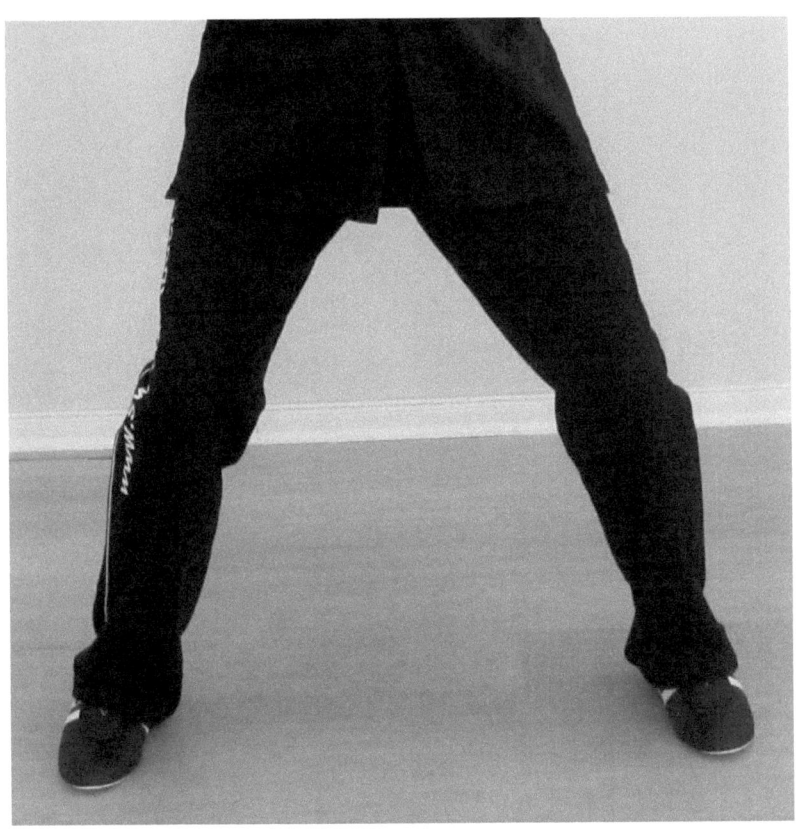

9

Reiterstellung

Bei der Reiterstellung stehen die Füße nahezu mit doppelter Schulterbreite auseinander und die Zehen zeigen nach vorne. Die Knie sind stark gebeugt. Das Körpergewicht ist gleichmäßig auf beide Beine verteilt. Der Körperschwerpunkt wird tief abgesenkt. Der Rücken ist gerade, der Hals gestreckt und der Blick nach vorne gerichtet.

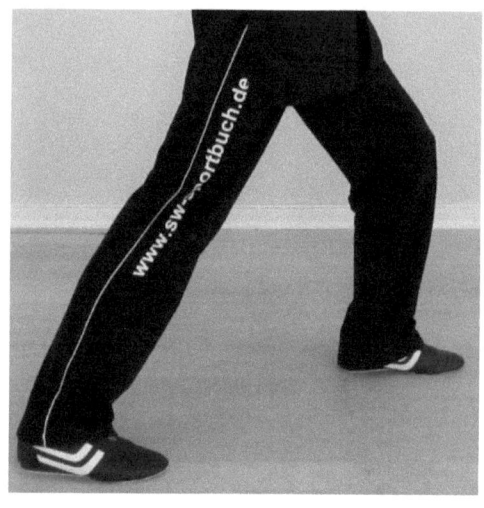

10

Bogenstellung

Beide Füße stehen einen großen Schritt diagonal auseinander, wobei die Zehen nach vorne gerichtet sind. Das vordere Bein ist im Knie 135° angewinkelt und trägt 60% des Körpergewichtes. Das hintere Bein ist durchgestreckt und trägt 40% des Gewichtes.

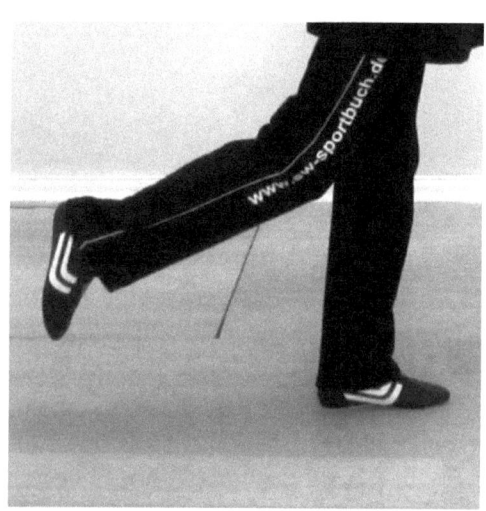

11

Kranichstellung

Das eine Bein ist durchgestreckt und trägt das gesamte Körpergewicht. Das andere Bein ist angehoben und nach hinten gestreckt, wobei der Fuß in der Luft nach unten zeigt.

3. **Die Übungen des Rückenqigong**
3.1. **Rückwärts schauen, um Krankheiten und Leiden zu vertreiben**

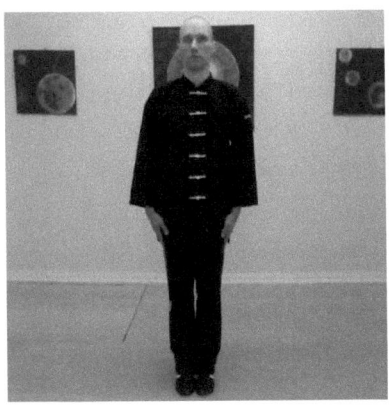 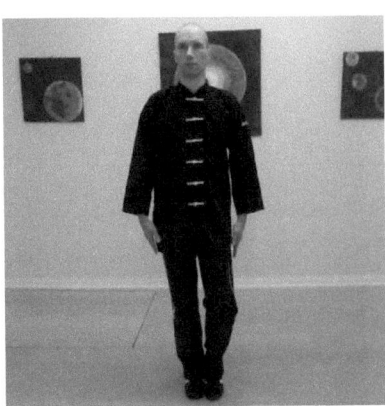

12   13

Wir starten in der Ausgangsstellung. Wir verlagern zunächst das Körpergewicht auf das rechte Bein, winkeln das linke Knie an und rollen den linken Fuß von der Ferse beginnend auf den Fußballen hoch. (12 - 13)

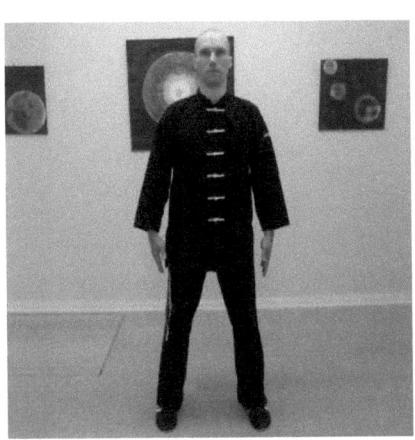

14

Der linke Fuß wird angehoben und schulterbreit auf dem Fußballen nach links abgesetzt. Der Fuß wird vom Ballen beginnend zur Ferse abgerollt bis die gesamte Sohle aufliegt. Dann wird das Gewicht gleichmäßig auf beide Beine verteilt. Wir befinden uns in der Neutralstellung.

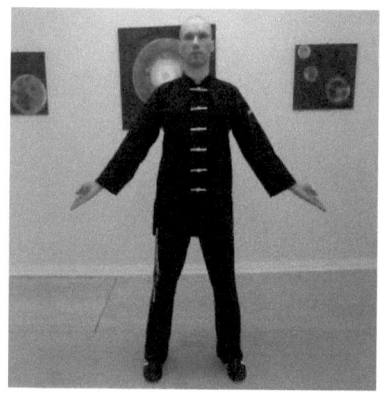

15

Die Arme werden jeweils seitlich vom Körper mit gestrecktem Ellenbogen in einer bogenförmigen Bewegung angehoben.

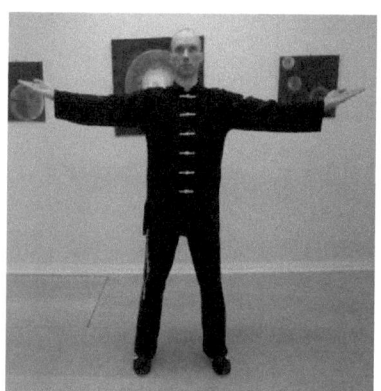

16

Die Handinnenflächen zeigen erst nach außen und dann nach oben.

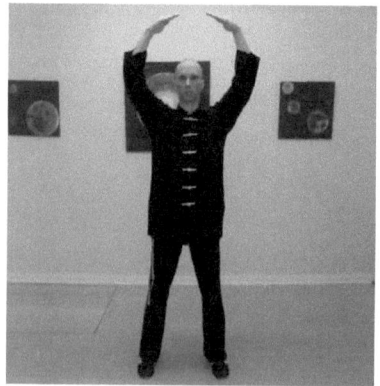

17

Die Arme werden bis über den Kopf angehoben, wo sie mit den Händen ein „Dach" über dem Kopf bilden.

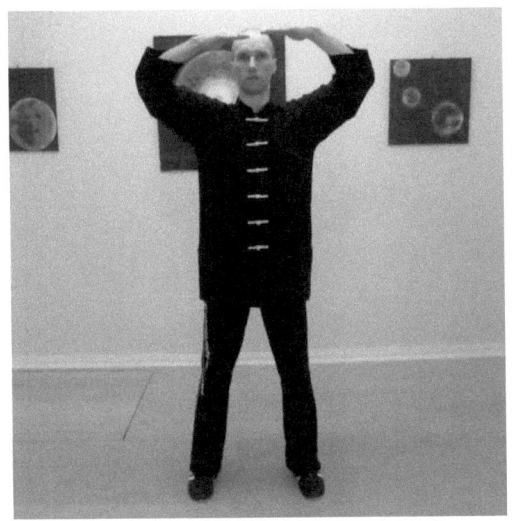

Die Ellenbogen werden gebeugt, die Handinnenflächen zeigen zu Boden und die Finger sind aufeinander gerichtet.

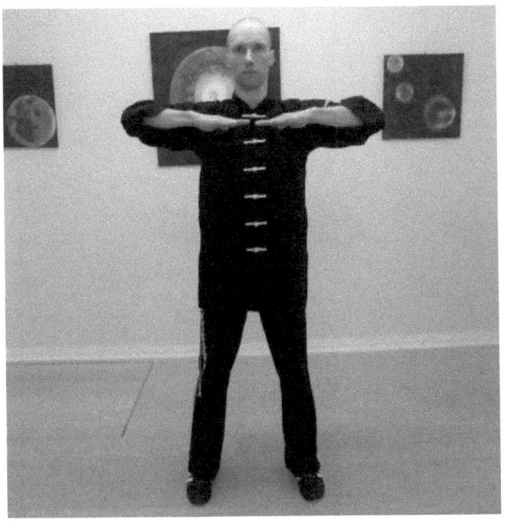

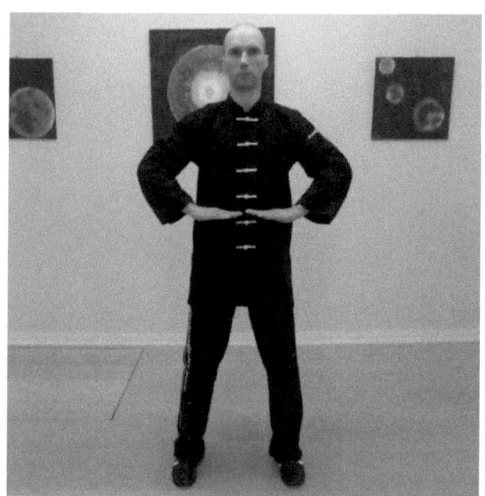

20

Die Hände werden vor dem Körper bis in Höhe des Unterleibs herunter gedrückt. Damit führen wir das Qi nach unten zum Dantian. Die Bewegungen der Bilder 15 - 21 werden insgesamt dreimal ausgeführt. Beim Anheben der Arme wird eingeatmet und beim Herunterdrücken der Hände wird ausgeatmet.

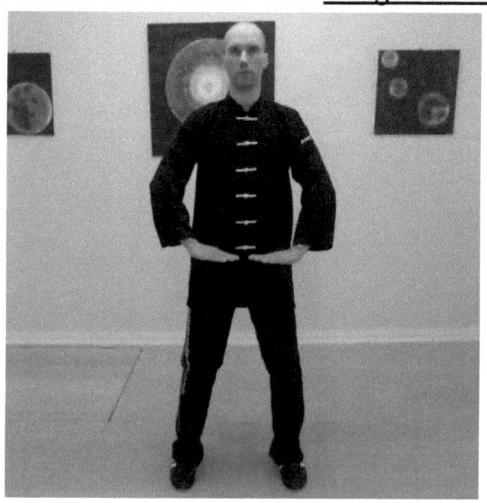

21

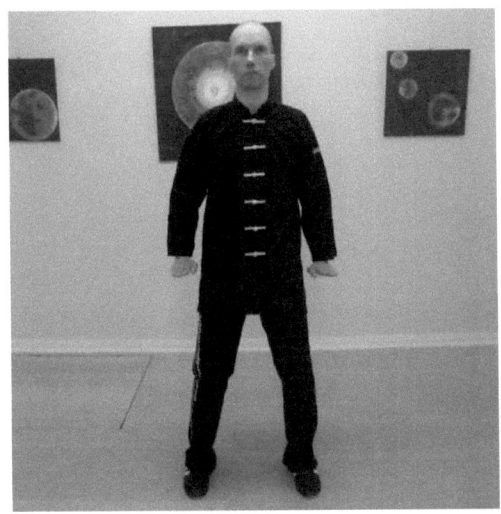

22

Sind wird das dritte Mal bei Bild 21 angelangt, begeben wir uns in die abgesenkte Neutralstellung und führen die Hände jeweils an die Körperaußenseiten in Höhe der Hüftknochen mit nach vorne zeigenden Fingerspitzen. Dann klappen wir die Hände senkrecht nach unten.

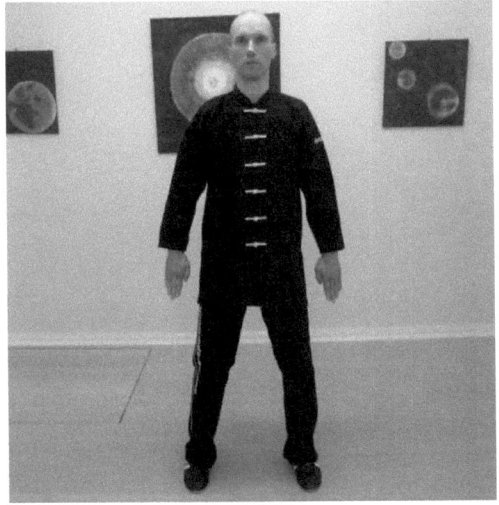

23

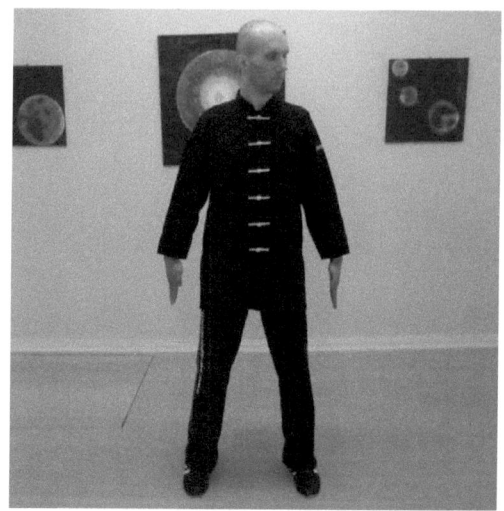

24

Die Arme und Handflächen werden maximal nach außen gedreht. Der Blick ist nach hinten links gerichtet. Der gesamte Oberkörper bleibt gerade nach vorne gerichtet. Die Ellenbogen sind gestreckt. Die Knie werden durchgestreckt und dabei <u>atmen</u> wir <u>ein</u>.

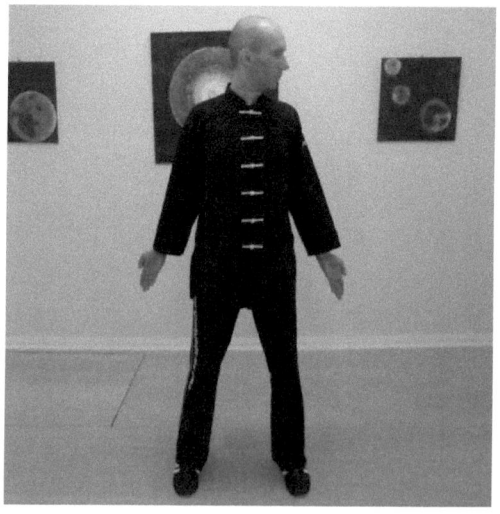

25

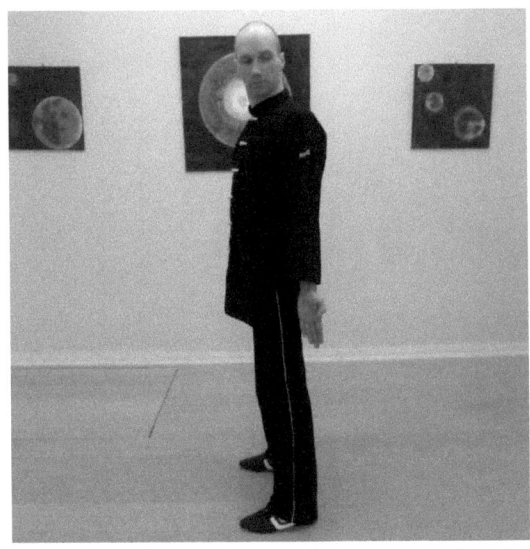

26
seitliche
Ansicht
Bild 25

Die Schulterblätter werden hinten zusammengeführt, die Brust heraus gedrückt und gedehnt (Prinzip „Anspannung").

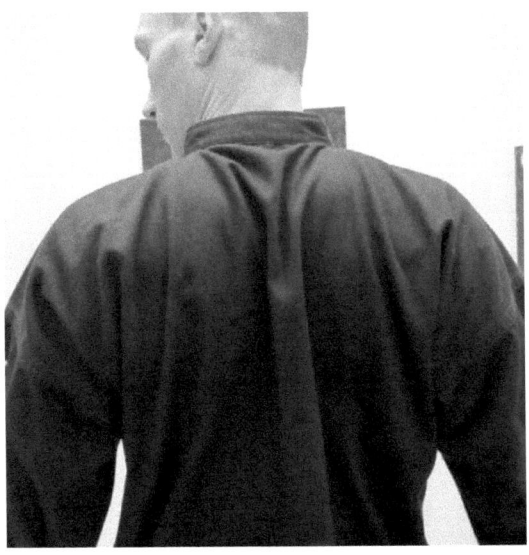

27
rückwärtige
Ansicht

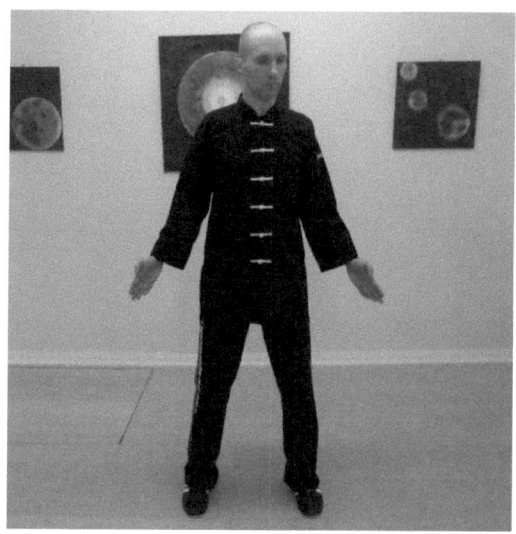

28

Arme und Kopf werden in die Ausgangsposition des Bildes Nr. 22 zurückgeführt, wir beugen die Knie und <u>atmen</u> dabei <u>aus</u> (Prinzip „Entspannung").

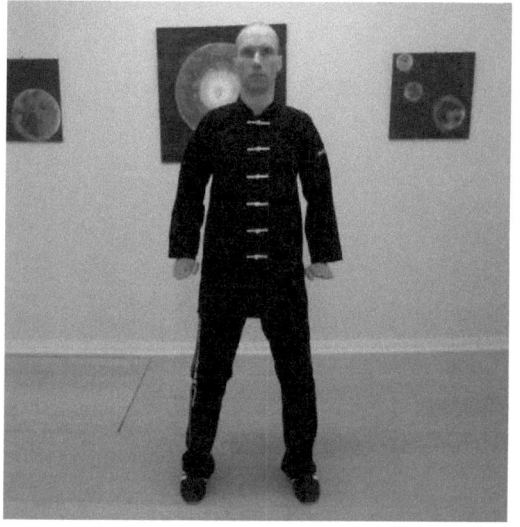

29

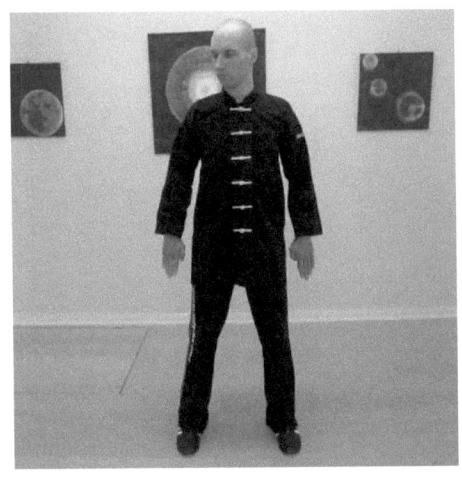

30

Die waagerechten Hände werden nach unten gekippt, so dass sie nun senkrecht mit zum Boden gerichteten Fingern an den Armen hängen. Jetzt wird die ganze Übung zur anderen Seite ausgeführt. Die Knie werden durchgestreckt, die Arme und Handflächen jeweils nach außen gedreht und der Kopf wird nach rechts ausgerichtet. Wir <u>atmen</u> <u>ein</u>.

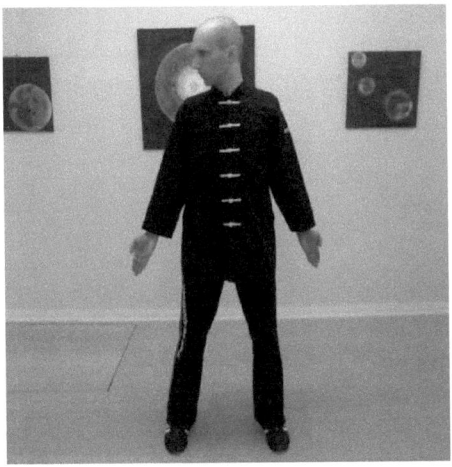

31

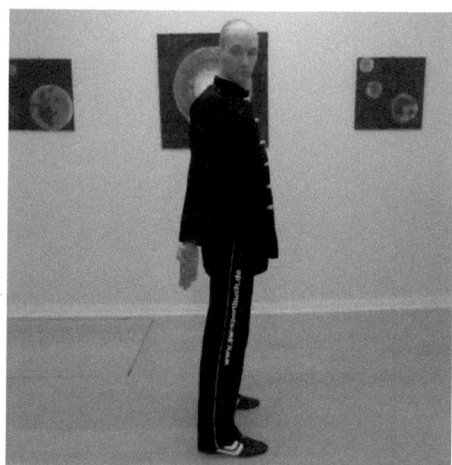

32
seitliche
Ansicht
Bild 31

Die Arme und Handflächen werden maximal nach außen gedreht. Die Ellenbogen sind gestreckt. Der Blick ist nach hinten rechts gerichtet. Die Schulterblätter werden hinten zusammengeführt, die Brust heraus gedrückt und die Brustmuskulatur gedehnt. Der gesamte Oberkörper bleibt gerade nach vorne gerichtet. Einen Moment in dieser dehnenden Position verweilen.

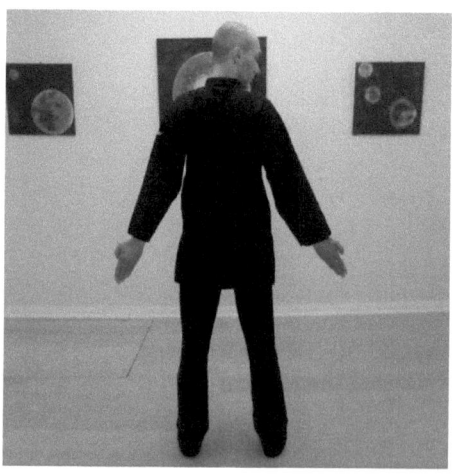

33
rückwärtige
Ansicht
Bild 31

26

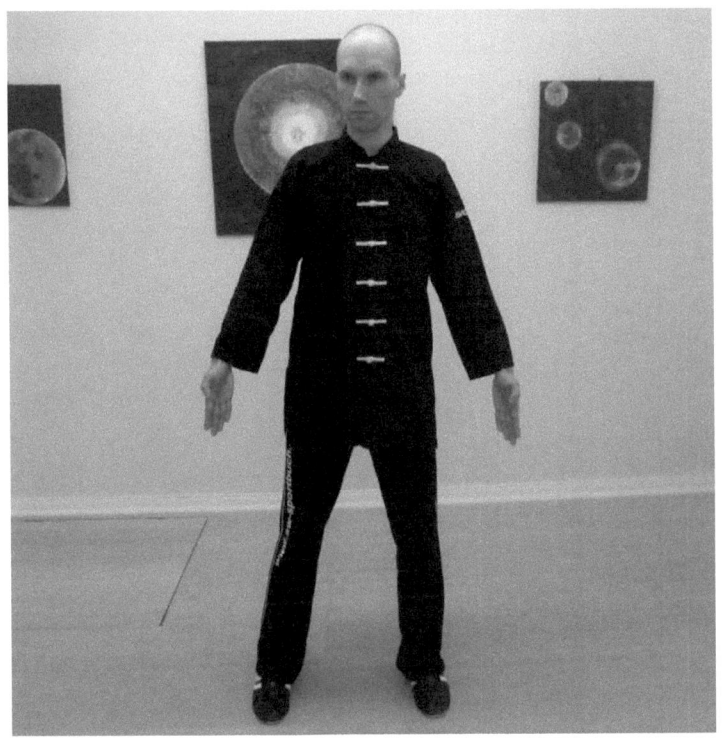

34

Arme und Kopf werden anschließend in die Ausgangsposition des Bildes 22 zurückgeführt und wir atmen dabei aus. Alles beginnt von vorne. Die Übung wird zu beiden Seiten jeweils drei Mal ausgeführt.

Nach der letzten Ausführung wird die Neutralstellung eingenommen. Beide Hände werden auf die Höhe des Unterleibs zurückgeführt, die Finger der beiden Hände zeigen aufeinander, die Handrücken sind zu Boden gerichtet. Die Knie sind wieder leicht gebeugt.

3.2. Den Kopf wiegen und das Steißbein bewegen, um das Herzfeuer zu verjagen

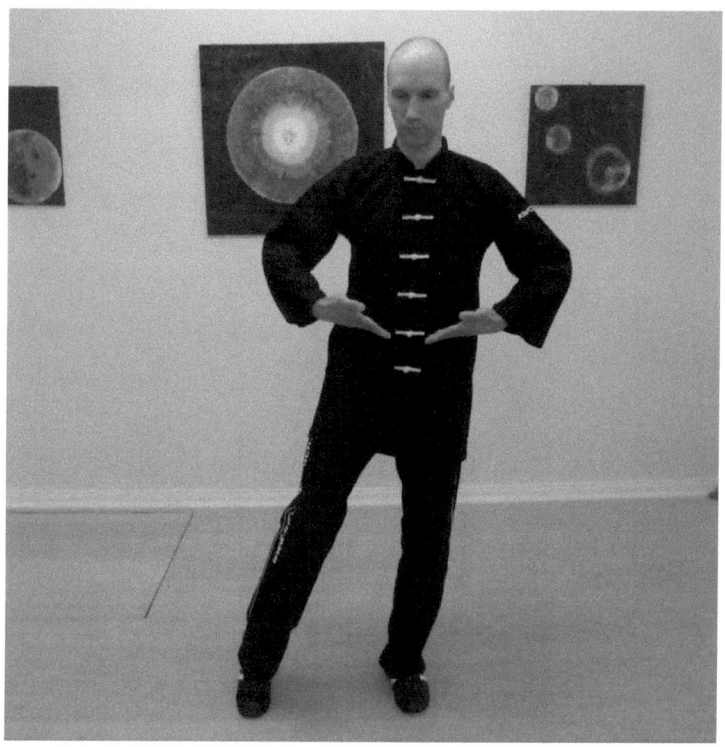

35

Das Gewicht wird auf das linke Bein verlagert. Der rechte Fuß wird beginnend von der Ferse in Richtung Zehen hochgerollt, das Knie angewinkelt und das Bein angehoben. Die Hände werden vor dem Körper angehoben, wobei die Hände so gedreht werden, dass die Handinnenflächen auf den Praktizierenden zeigen. Beim Anheben atmen wir ein.

28

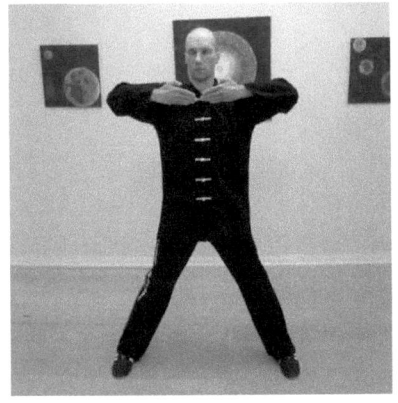

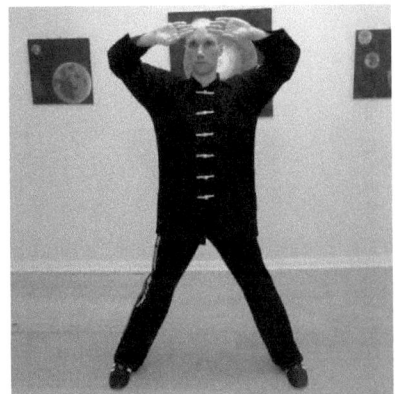

36   37

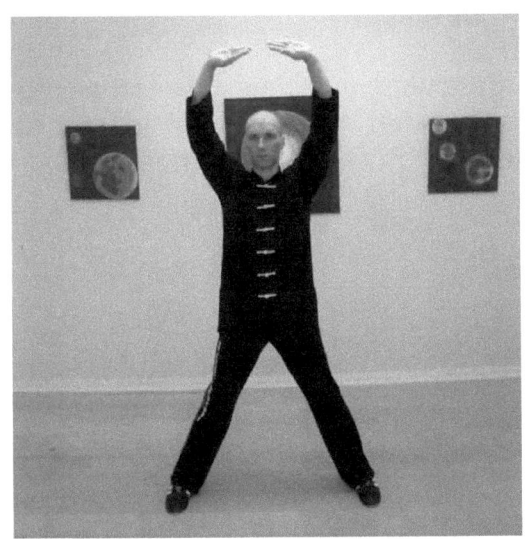

38

Der rechte Fuß wird ein Stückchen nach rechts abgesetzt. Wir stehen in einem breiten Stand mit zunächst nahezu gestreckten Knien. Die Hände werden weiter bis über den Kopf angehoben und bilden ein Dach. Die Knie werden gestreckt und die Hände über dem Kopf so eingedreht, dass die Handinnenflächen zum Himmel und die Handrücken zum Kopf des Praktizierenden zeigen.

29

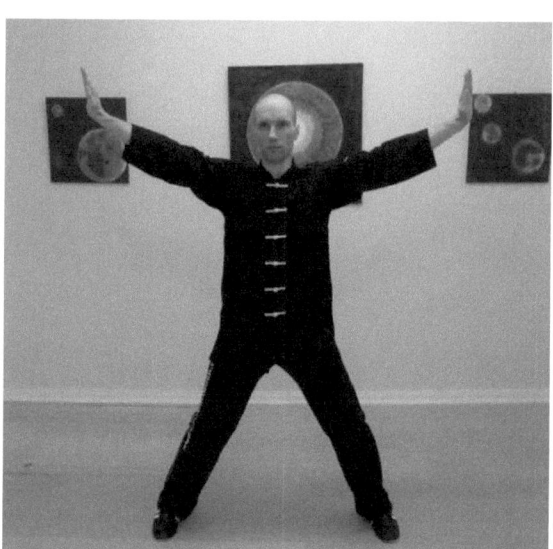

39

Die Knie werden gebeugt und die Reiterhaltung eingenommen. Die gestreckten Arme werden jeweils in einem Halbkreis außen am Körper nach unten geführt, wobei wir <u>ausatmen</u>.

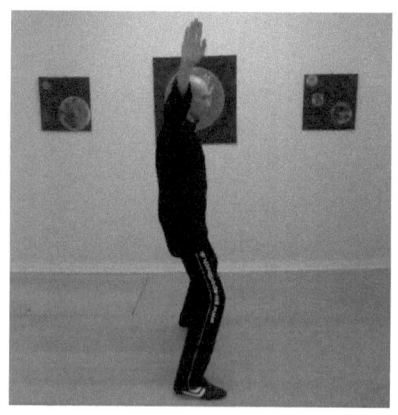
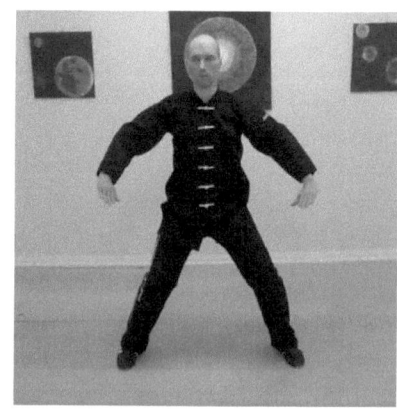

40 seitliche Ansicht von Bild 39   41

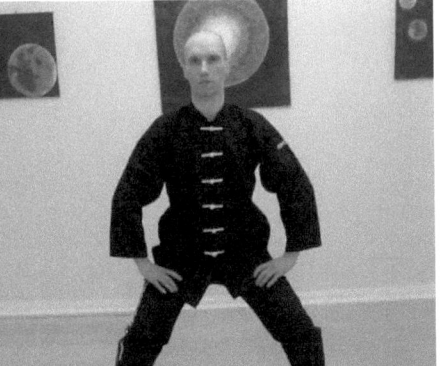

42

Die Reiterstellung wird sehr tief eingenommen. Die Hände werden jeweils auf dem Oberschenkel abgestützt. Die Hände sind dabei so eingedreht, dass die Finger aufeinander und die Daumen in Richtung des Praktizierenden zeigen. Die Ellenbogen sind leicht gebeugt bis nahezu gestreckt und nach vorne außen gerichtet.

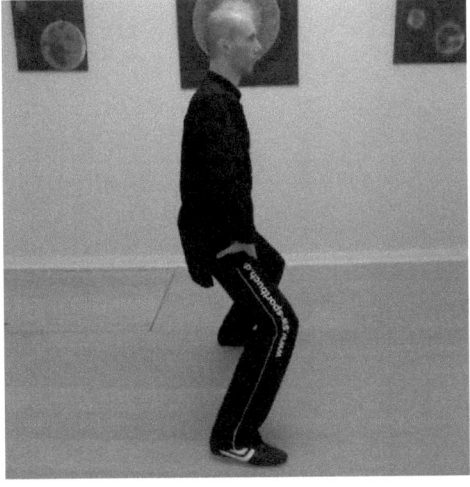

43
seitliche
Ansicht
Bild 42

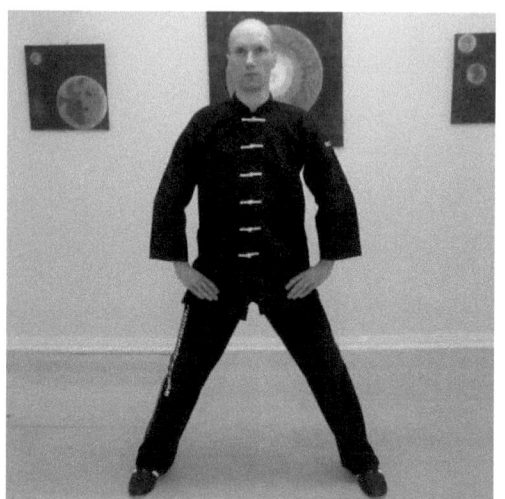

44

Der Körper wird leicht angehoben, indem die Knie etwas gestreckt werden. Wir <u>atmen</u> dabei <u>ein</u>. (Bild 44)

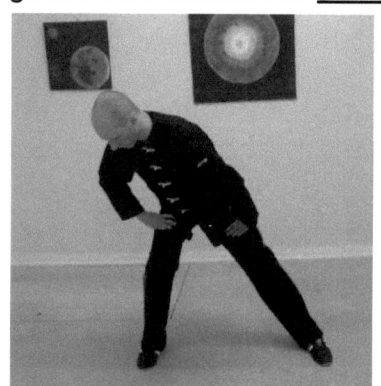

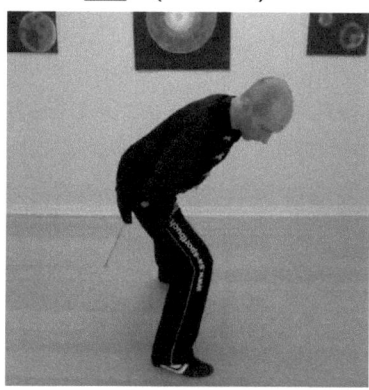

45

46 seitliche Ansicht von Bild 45

Der Oberkörper wird in der Hüfte nach rechts geneigt. Dabei wird der rechte Ellenbogen leicht gebeugt, während sich der linke Arm streckt. Wir beginnen mit dem <u>Ausatmen</u>. Ab hier beginnt die fließende Anspannungsphase mit partiellen Dehnelementen.

32

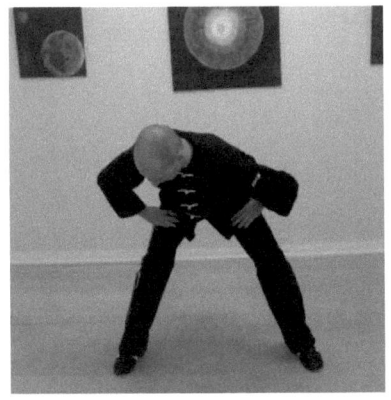 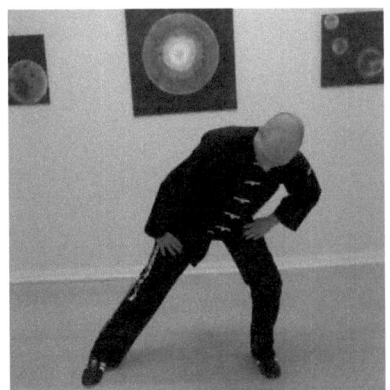

47   48

Der Oberkörper wird nach unten in Richtung des rechten Oberschenkels geneigt. Der Blick ist auf die rechte Fußspitze gerichtet. Das Körpergewicht wird auf das rechte Bein verlagert, während das linke Bein etwas gestreckt wird. Der Oberkörper wird in einer waagerechten Bewegung nach links bewegt, während der Blick von der Fußspitze des rechten Fußes zur rechten Ferse wandert. Von dieser Bewegung hat diese Übung den Namen „Den Kopf wiegen….". Das Steißbein wird in die andere, jeweils entgegengesetzte Richtung bewegt. Es wird weiter <u>ausgeatmet</u>. Der Oberkörper wird weiter nach links geführt. Das Körpergewicht wird auf das linke Bein verlagert, das rechte Bein und der rechte Arm werden gestreckt. Der Blick ist noch auf die Ferse des rechten Fußes gerichtet. Die Stellung der Füße wird die ganze Zeit über nicht verändert.

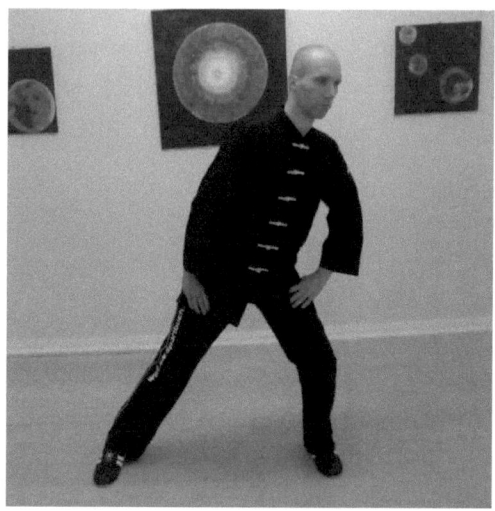

49

Der Oberkörper wird aufgerichtet und dabei <u>atmen</u> wir nun <u>ein</u>. Der Blick ist schräg nach links gerichtet. Weitere Aufrichtung des Oberkörpers und Eindrehung nach rechts zur Mitte, der Kopf wird in eine leichte Rückwärtslage gebracht.

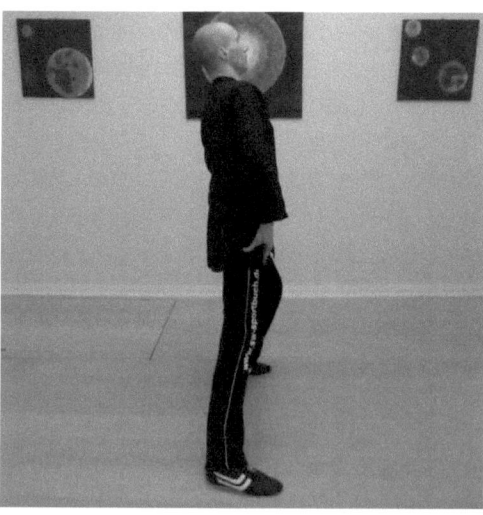

50
seitliche
Ansicht
von Bild 49

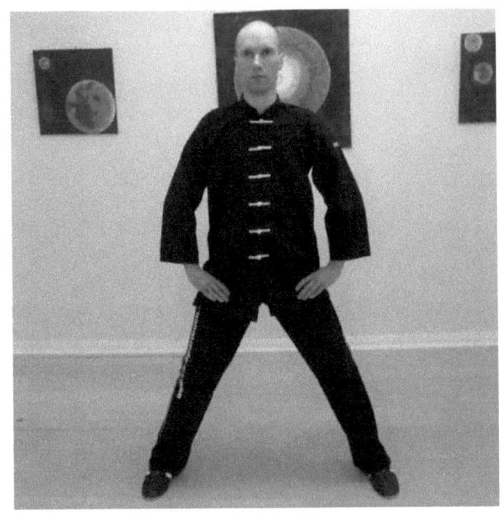

51

Der Oberkörper wurde jetzt wieder in eine gerade, nach vorne gerichtete Position gebracht. Wir senken unseren Schwerpunkt durch Beugen der Knie in die tiefe Reiterstellung ab, wobei wir <u>ausatmen</u> (Entspannungsphase).

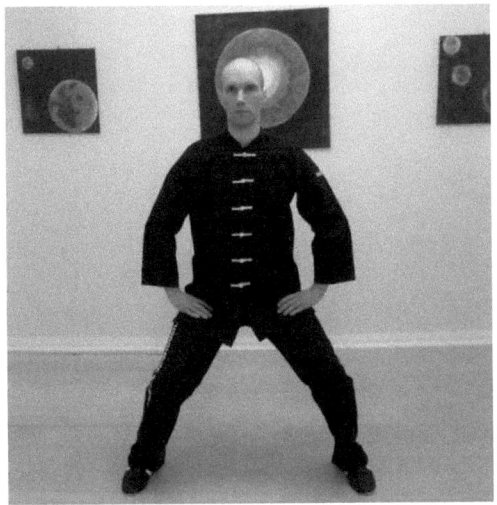

52

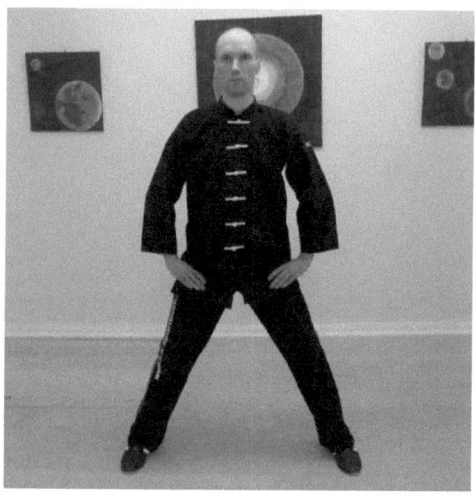

53

Der Körper wird leicht angehoben, indem die Knie etwas gestreckt werden. Wir atmen ein. (Bild 53)
Der Oberkörper wird in der Hüfte nach links geneigt. Dabei wird der linke Ellenbogen leicht gebeugt, während sich der rechte Arm streckt. Wir beginnen auszuatmen und leiten wieder die fließende Anspannungsphase ein.

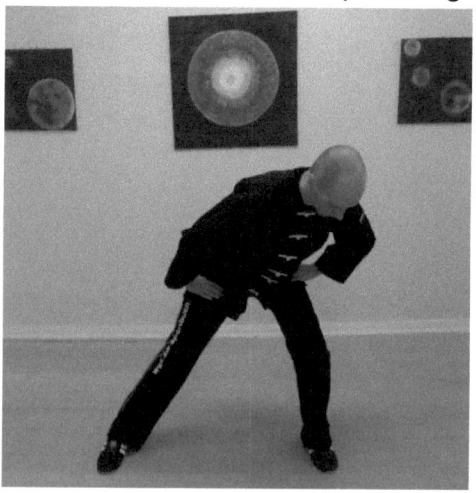

54

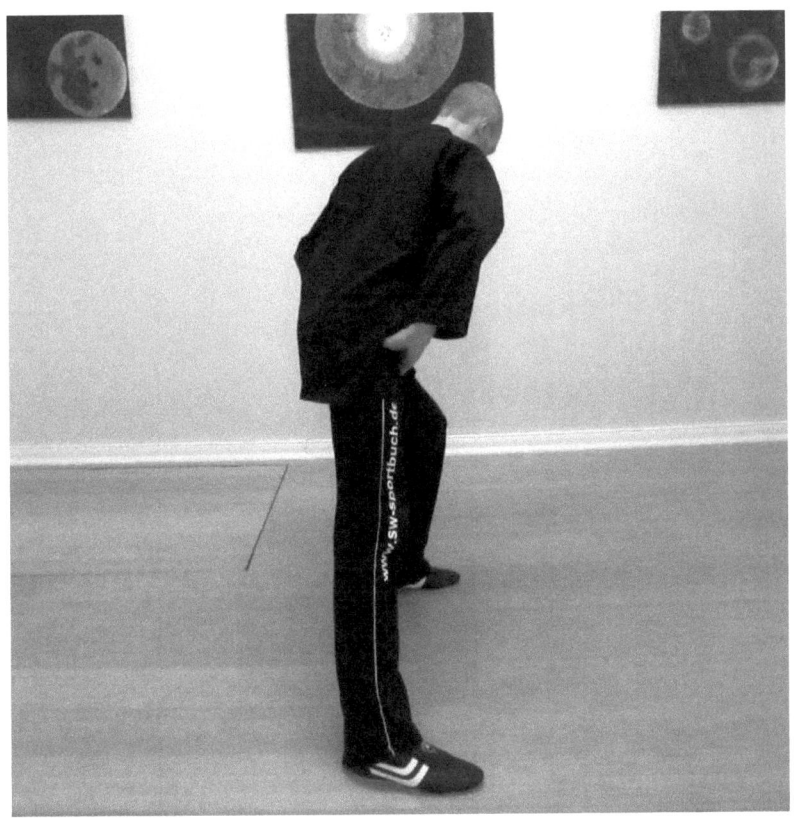

55   seitliche Ansicht von Bild 54

Der Oberkörper wird nach unten in Richtung des linken Oberschenkels geneigt. Der Blick ist auf die linke Fußspitze gerichtet. Das Körpergewicht wird auf das linke Bein verlagert, während das rechte Bein etwas gestreckt wird. Wir führen die bereits bekannte Bewegung nun in die andere Richtung aus.

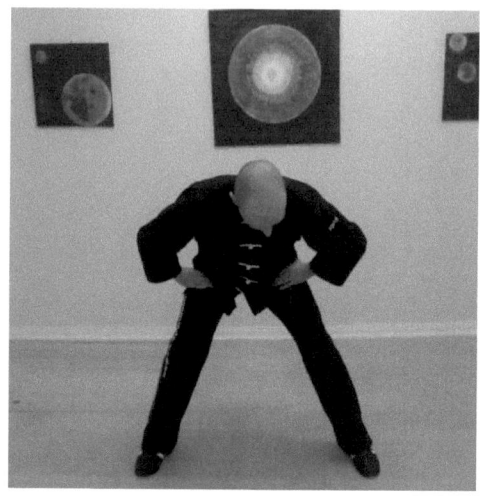

56

Der Oberkörper wird in einer waagerechten Bewegung nach rechts bewegt, während der Blick von der Fußspitze des linken Fußes zur linken Ferse wandert. Wir „wiegen" den Kopf, während das Steißbein in die andere, jeweils entgegengesetzte Richtung bewegt wird. Wir atmen weiter aus.

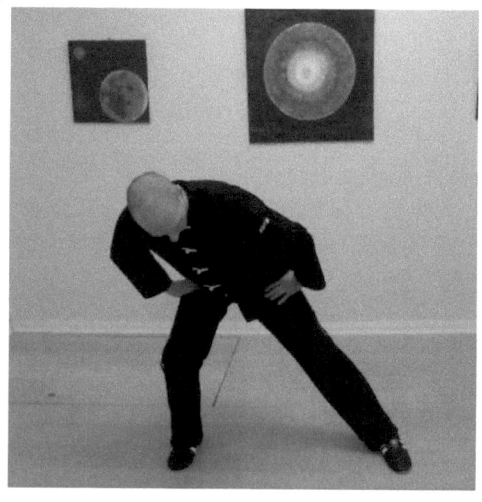

57

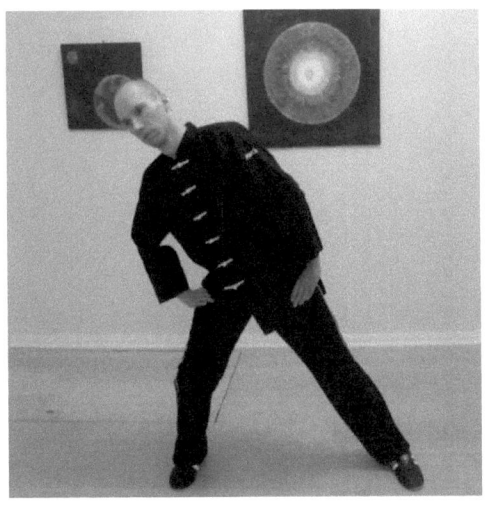

58

Der Oberkörper wird weiter nach rechts geführt. Das Körpergewicht wird auf das rechte Bein verlagert, das linke Bein und der linke Arm werden gestreckt. Der Oberkörper wird aufgerichtet, wir atmen dabei ein und der Blick ist nun schräg nach rechts gerichtet.

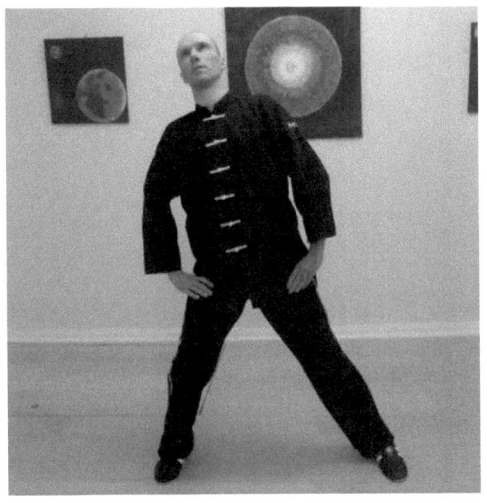

59

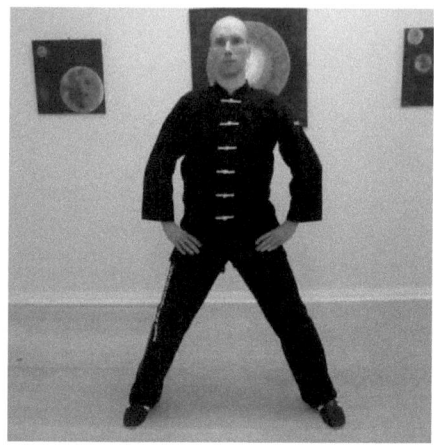

60

Der Oberkörper wurde jetzt wieder in eine gerade, nach vorne gerichtete Position gebracht. Der Kopf hat eine senkrechte Stellung, der Blick ist nach vorne gerichtet. Die Knie werden gebeugt, der Körperschwerpunkt in die Reiterstellung abgesenkt und wir <u>atmen</u> <u>aus</u> (Entspannungsphase). Die Übung beginnt wieder von vorne in die andere Richtung (ab Bild 42) und wird insgesamt pro Seite jeweils drei Mal ausgeführt.

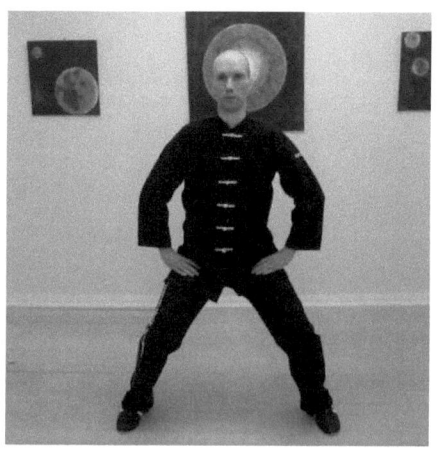

61

3.3. Den Oberkörper nach unten beugen und mit beiden Händen die Füße berühren, um Hüften und Nieren zu stärken

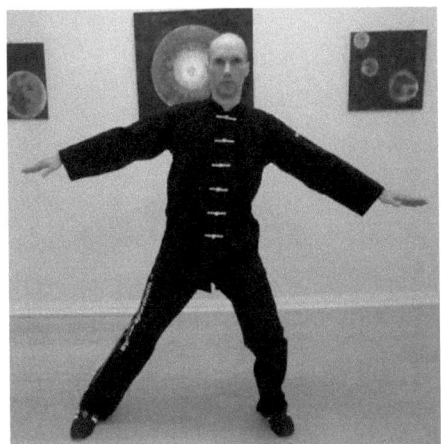

62

Das Körpergewicht wird auf das linke Bein verlagert und wir begeben uns in eine schulterbreite Stellung. Die Hände lösen sich von den Oberschenkeln und die Arme werden gestreckt seitlich am Körper jeweils in einer Halbkreisbewegung nach oben geführt. Wir <u>atmen ein</u>.

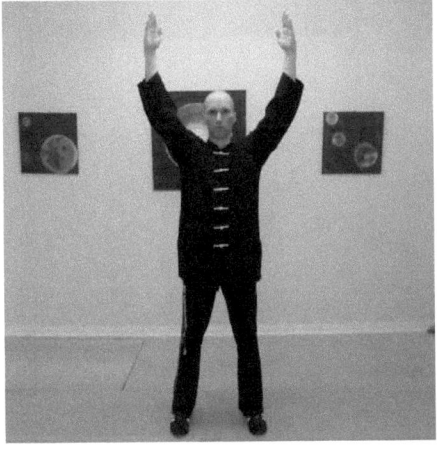

63

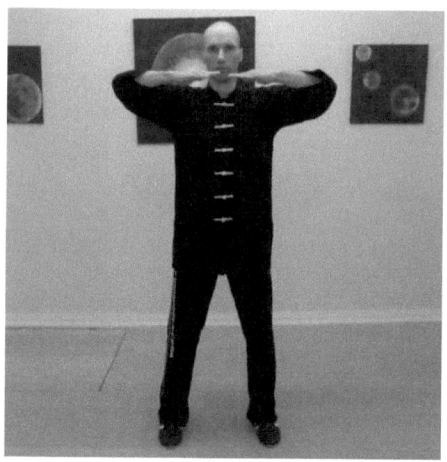

64

Die Ellenbogen werden gebeugt und die Hände vor dem Körper nach unten geführt. Die Finger zeigen aufeinander und die Handinnenflächen sind zum Boden gerichtet. Die Knie werden gebeugt und die abgesenkte Neutralstellung eingenommen. Die leicht gebeugten Ellenbogen zeigen nun nach außen. Wir <u>atmen</u> bei der Abwärtsbewegung der Hände <u>aus</u>.

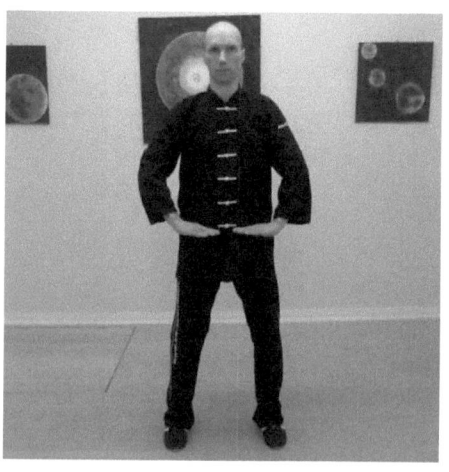

65

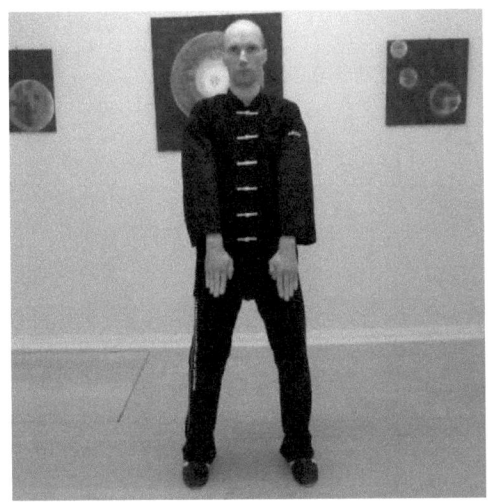

66

Die Ellenbogen werden gestreckt und die Finger werden nach vorne ausgerichtet. Nun werden die gestreckten Arme vor dem Körper angehoben, wobei wir einatmen. Die zuvor nach oben gebeugten Handgelenke werden gestreckt und bilden eine Linie mit den Armen.

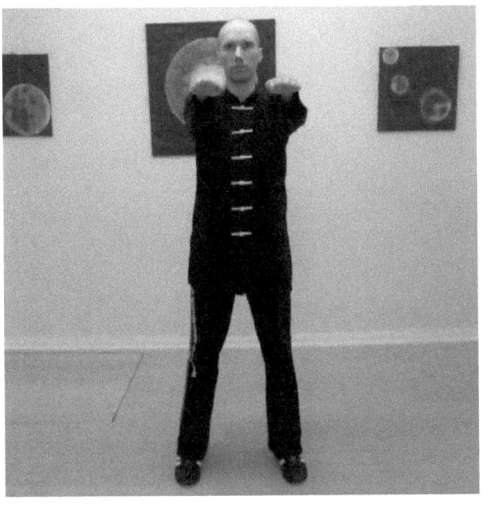

67

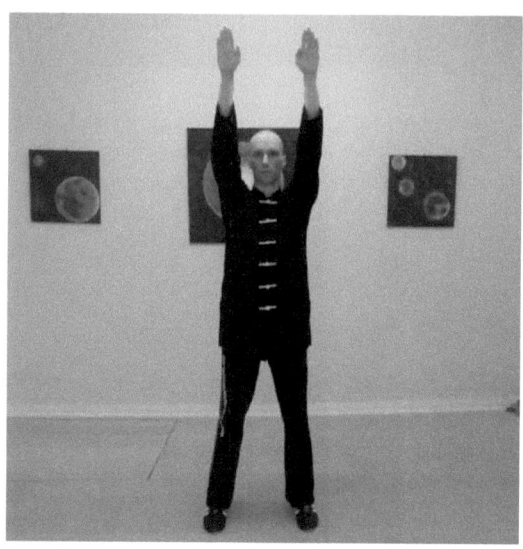

Die Arme werden senkrecht in den Himmel gestreckt, bis sie sich rechts und links neben dem Kopf des Praktizierenden befinden. Die Handinnenflächen zeigen dabei nach vorne. Die Knie werden durchgestreckt. (Bild 68)

Die Ellenbogen werden gebeugt, die Hände vor dem Körper bis auf Brusthöhe gebracht und wir <u>atmen aus</u>. Die Finger zeigen dabei aufeinander, die Handinnenflächen zu Boden und die Ellenbogen jeweils nach außen. (Bilder 69 - 70)

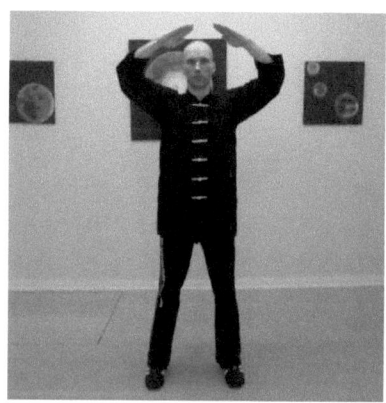
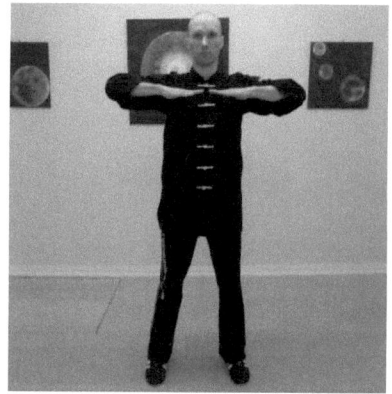

69   70

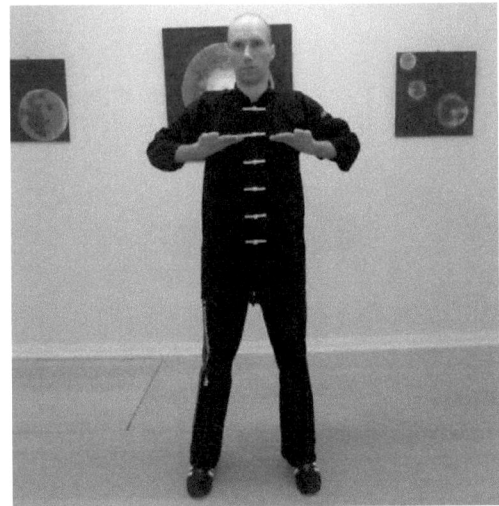

71

Die Hände werden nach außen gedreht, so dass die Handinnenflächen nun nach oben zeigen. Ansonsten wird die Armstellung beibehalten. Wir beginnen einzuatmen. (Bild 71)

Die Hände werden unter den Achseln eingerollt, wobei sich die Ellenbogen nach außen richten. Das Einrollen geschieht über die Handrücken, die Kontakt zum Körper haben. Wir atmen weiter ein. (Bilder 72 + 73)

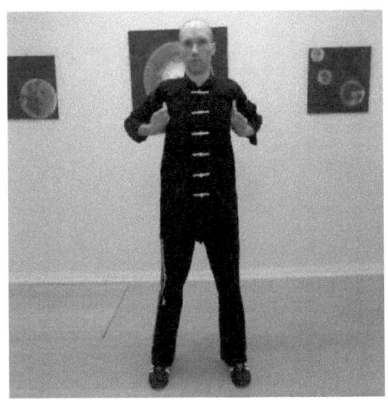

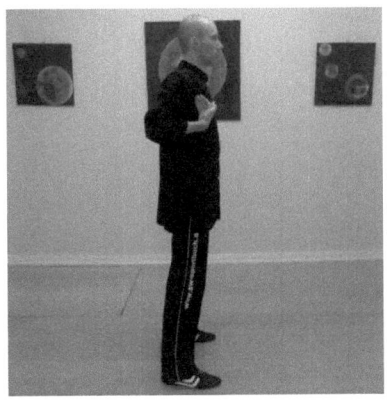

72

73 seitliche Ansicht von Bild 72

45

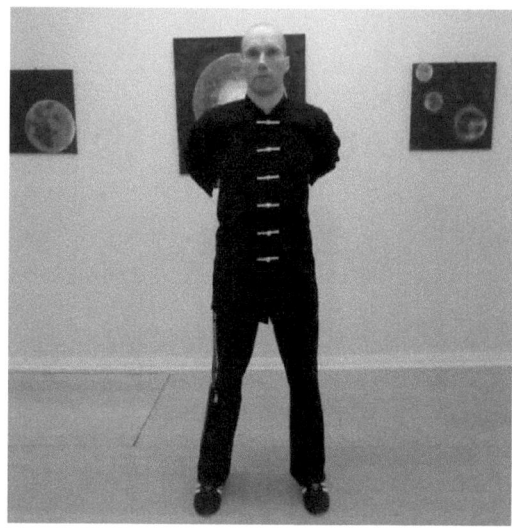

74

Die Hände werden nach hinten weitergeführt, bis die Handinnenflächen rechts und links von der Wirbelsäule aufliegen. Die Ellenbogen zeigen dabei nach hinten, die Finger zu Boden.

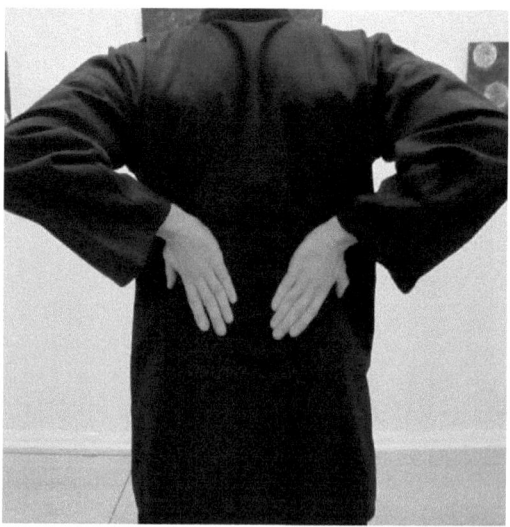

75
rückwärtige
Ansicht
von Bild 74

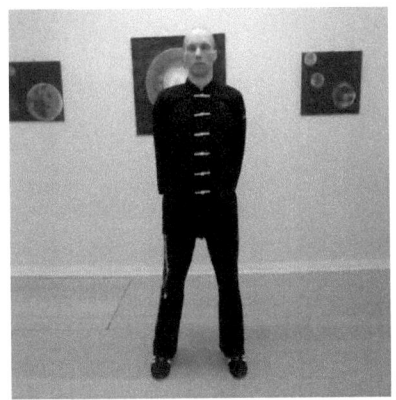
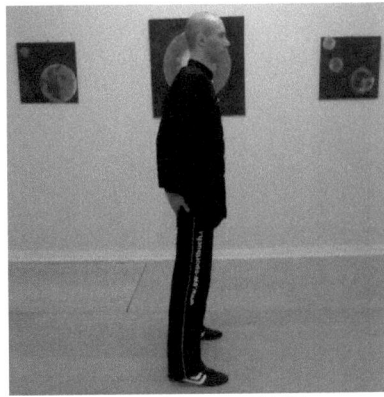

76

77 seitliche Ansicht von Bild 76

Die Hände gleiten mit den Handinnenflächen links und rechts an der Wirbelsäule bis zum Gesäß herab. (Bilder 76 + 77)
Wenn die Arme gestreckt sind, wird der Oberkörper nach vorne gebeugt und die Hände gleiten an der Rückseite der Oberschenkel weiter herunter. Bei der Abwärtsbewegung <u>atmen</u> wir <u>aus</u>. (Bilder 78 + 79)

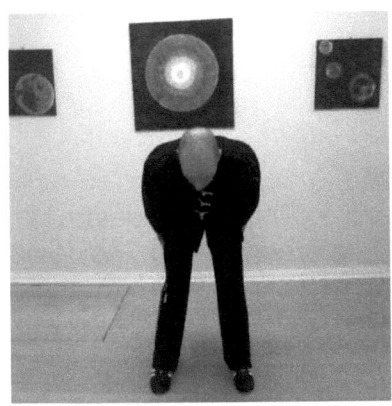
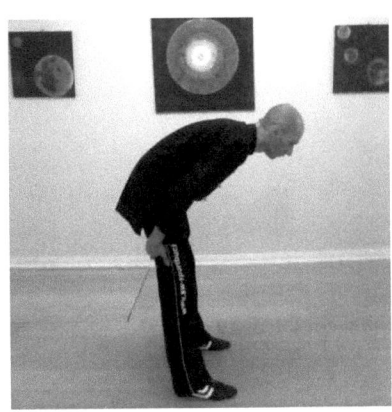

78

79 seitliche Ansicht von Bild 78

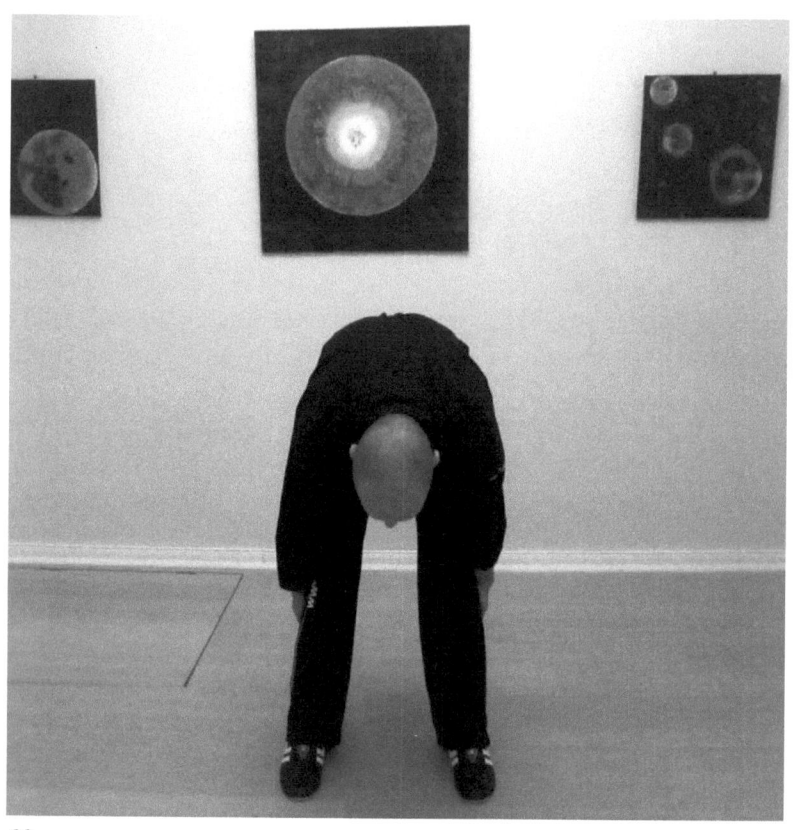

80

Die Hände werden an der Rückseite der Beine bis zu den Fersen hinuntergeführt, wobei die Knie durchgestreckt bleiben. Jeder Praktizierende bleibt dabei im Rahmen seiner Möglichkeiten. Es ist nicht schlimm, wenn man nicht bis ganz nach unten mit den Händen kommt. Mit der Zeit und intensivem Training wird sich Ihre Beweglichkeit verbessern.

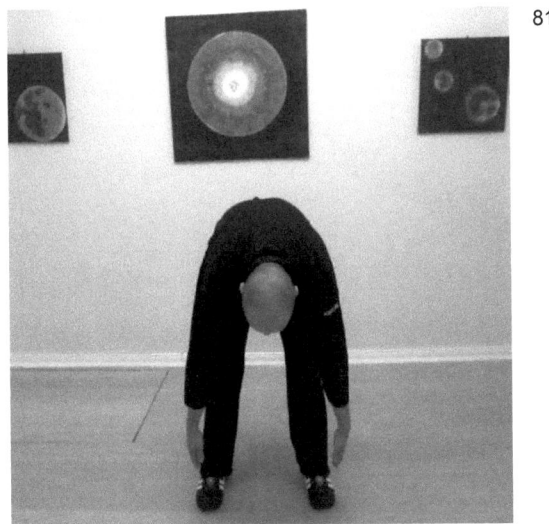

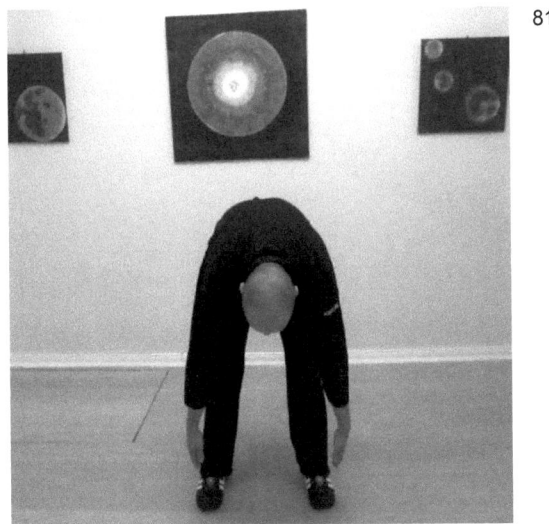 81

Die Hände werden außen an den Füßen nach vorne geführt und berühren diese. Der Blick ist nach vorne unten gerichtet. Die Knie sind durchgestreckt. Diese Position ist einen Moment zu halten. Dabei dehnen wir uns.

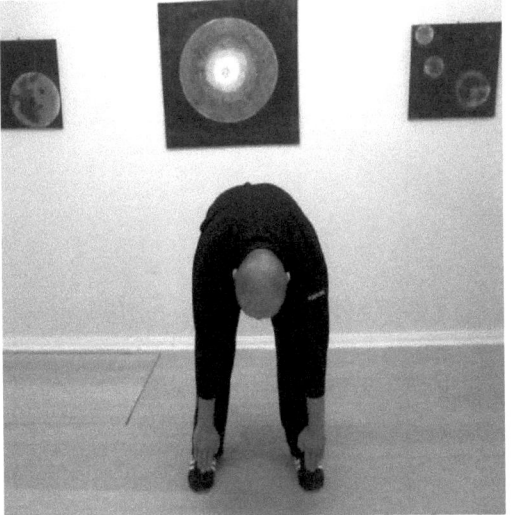

82

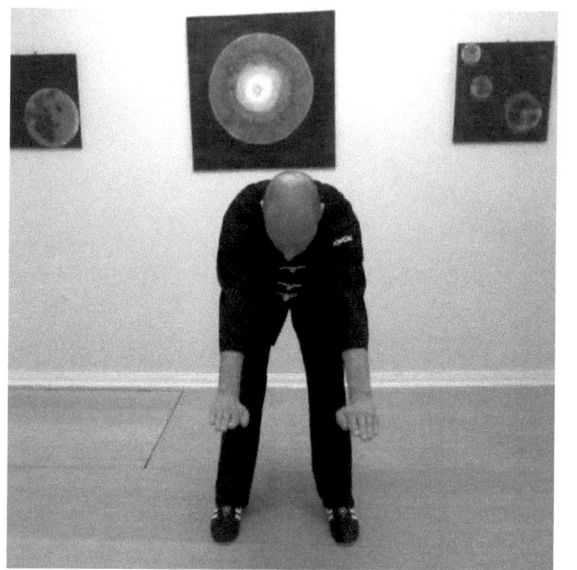

83

Als erstes werden lediglich die Arme nach vorne oben angehoben, ohne dass der Oberkörper bewegt wird. Wenn dies maximal geschehen ist, wird auch der Oberkörper langsam aufgerichtet. Bei der Aufwärtsbewegung atmen wir ein.

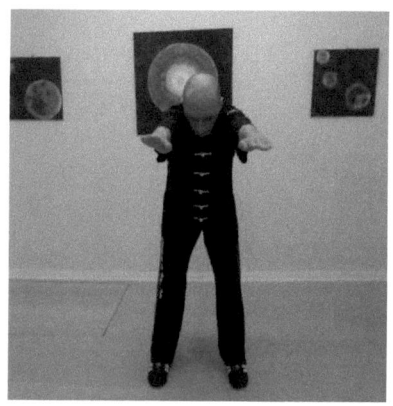

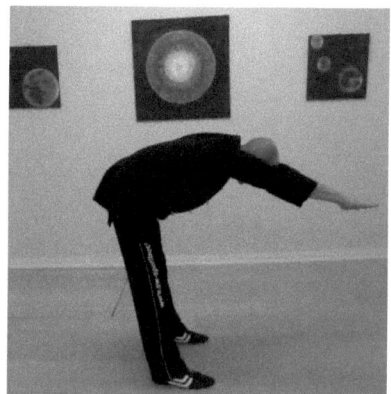

84

85 seitliche Ansicht

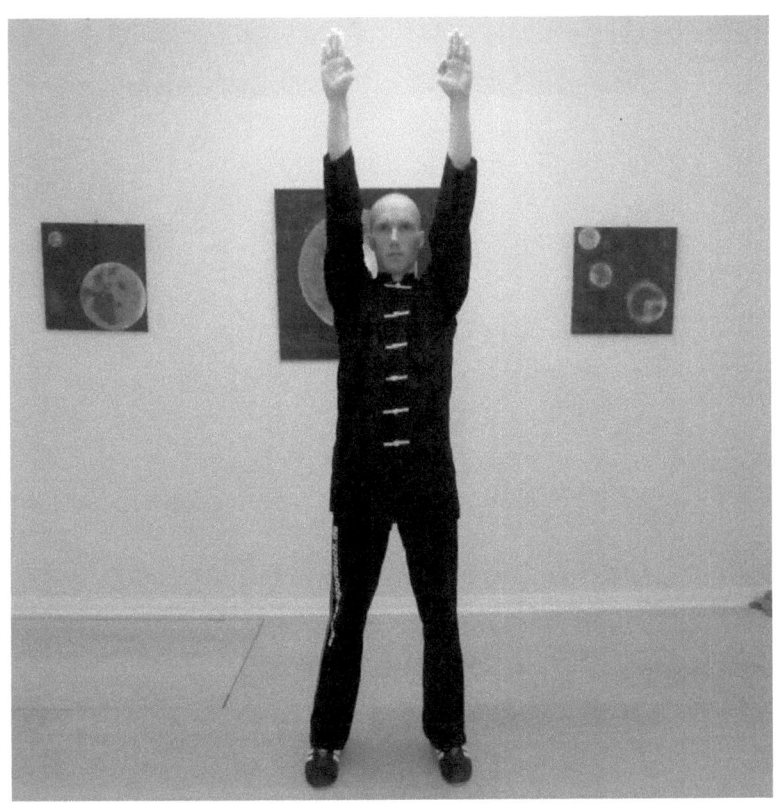

86

Der Oberkörper wird senkrecht aufgerichtet. Die gestreckten Arme zeigen senkrecht in den Himmel, wobei die Handinnenflächen nach vorne zeigen. Die Knie sind immer noch durchgestreckt. (Bild 86)

Jetzt beginnt die Übung von vorne ab Bild 68. Sie wird sechs Mal wiederholt. Nach der letzten Wiederholung befinden wir uns wieder in der Position des Bildes 86.

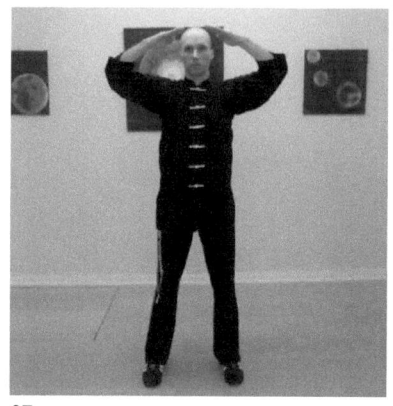

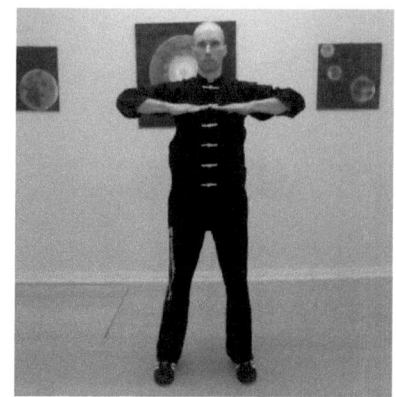

87
88

Die Ellenbogen werden gebeugt und die Hände vor dem Körper nach unten geführt. Die Finger zeigen aufeinander und die Handinnenflächen sind zum Boden gerichtet. Die leicht gebeugten Ellenbogen zeigen nun nach außen. Wir <u>atmen</u> bei der Abwärtsbewegung der Hände <u>aus</u> und beugen leicht die Knie. (Bilder 87 bis 89)

89

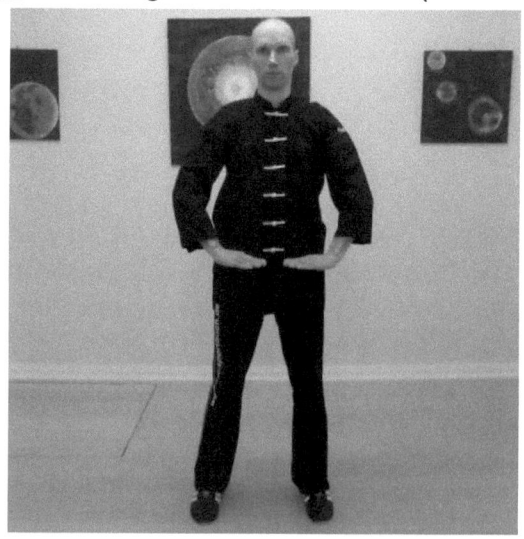

3.4.　Der Hirsch präsentiert sein Geweih

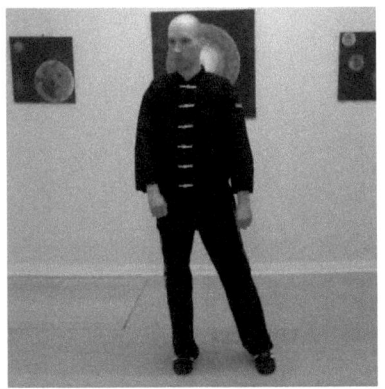
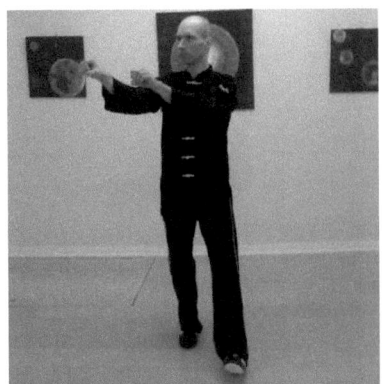

90　　　　　　91

In Anschluss an Bild 89 aus der neutralen Stellung
startend, formen unsere Hände Hohlfäuste gemäß Bild 2
auf Seite 11 und werden parallel zueinander nach rechts
leicht über Schulterhöhe angehoben. Die Faustrücken
zeigen zum Himmel. Das rechte Knie ist leicht gebeugt
und wir verlagern unseren Körperschwerpunkt nach
rechts, um das linke Bein anheben und einen Schritt
nach vorne machen zu können. Der linke Fuß wird auf
die Ferse aufgesetzt, die folgend als Drehpunkt
verwendet wird. Der Blick ist auf die rechte Hand
gerichtet und folgt der Bewegung.

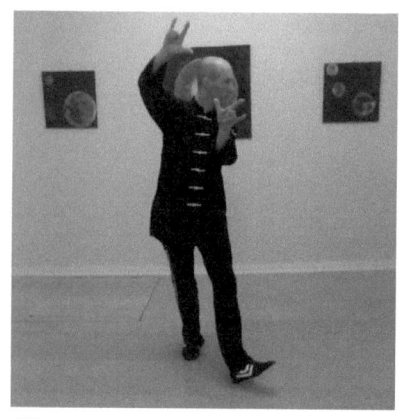
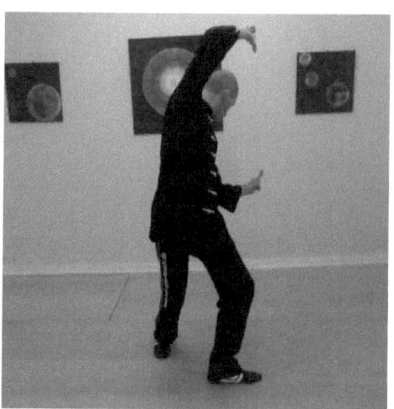

92   93

Die Arme werden weiter angehoben und in einem Bogen von rechts nach links bewegt. Gleichzeitig öffnen sich die Hohlfäuste und bilden nun Hirschgeweihe (gem. Bild 3 auf Seite 12). Der linke Fuß wird auf der Ferse weiter gedreht und aufgesetzt. (Bild 92)

In der Endposition zeigt der vordere linke Fuß in einem rechten Winkel mit den Zehen nach links. Der rechte Arm

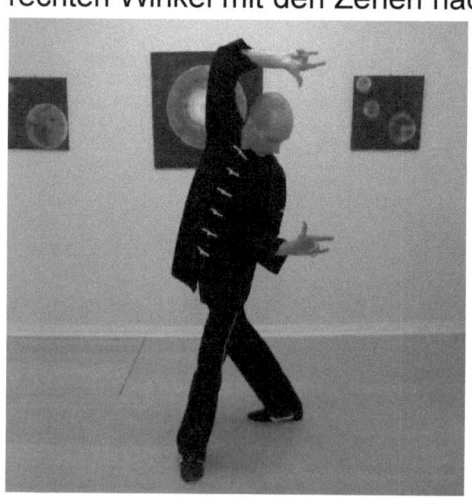

wird über den Kopf gestreckt. Der linke Ellenbogen wird auf der Taille aufgesetzt und der Unterarm in eine horizontale Lage gebracht. Die Finger der Hirschgeweihe zeigen nach hinten und der Blick ist auf die rechte Ferse gerichtet. (Bild 93)

94 seitliche Ansicht von Bild 93

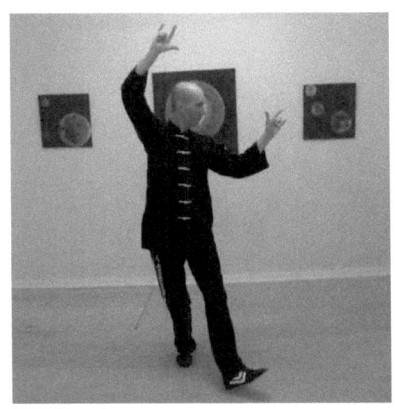 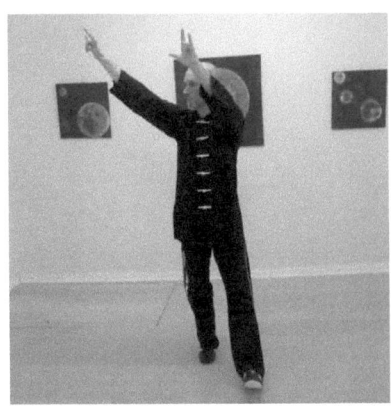

95   96

Wir lösen uns aus der Endposition, indem wir das Gewicht auf das hintere rechte Bein verlagern und den linken Fuß wieder auf die Ferse aufstellen. Die Arme werden gestreckt parallel zueinander von links in einem Bogen über den Kopf nach rechts bewegt. (Bilder 95-96)

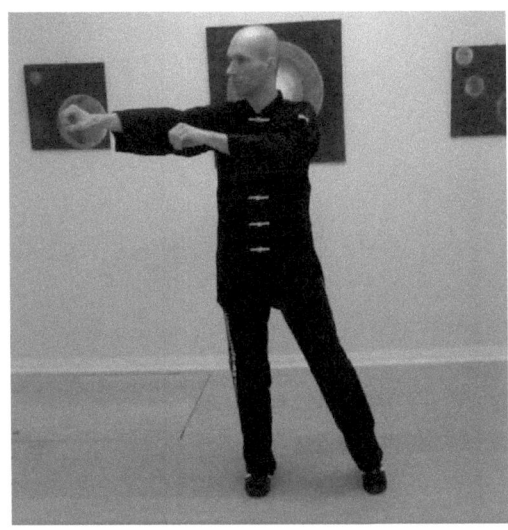

Während der Bogenbewegung formen die Hände wieder Hohlfäuste. Der Blick folgt den Händen. Der linke Fuß wird auf der Ferse zurück in die Ausgangsposition gedreht und in den Parallelstand zu-rückgezogen.

97

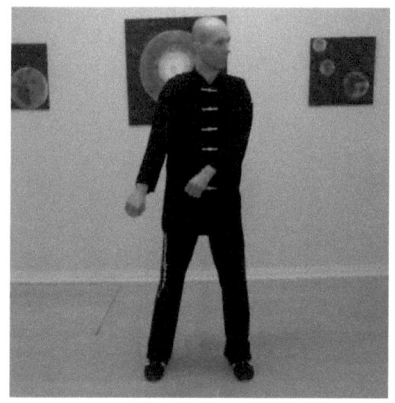
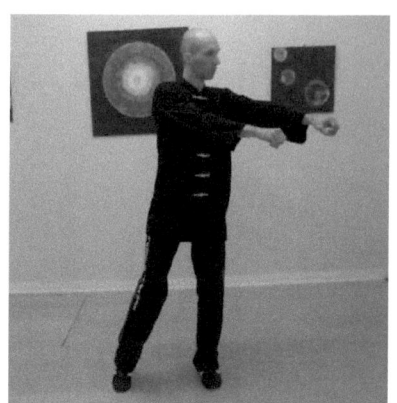

98   99

Die Arme senken sich weiter im Rahmen der Bogenbewegung und werden am Körper vorbei nach links
geschwungen.

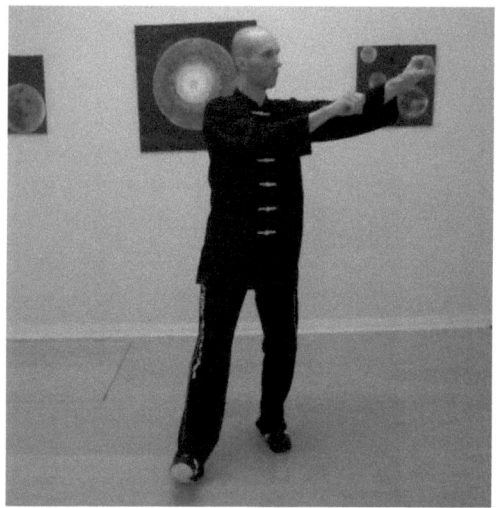

100

Die gestreckten Arme werden parallel zueinander weiter nach links angehoben. Das Körpergewicht wird auf das leicht gebeugte linke Bein verlagert. Wir setzen den rechten Fuß einen Schritt auf die Ferse nach vorne. Die Arme werden wieder etwas über Schulterhöhe angehoben. Der Blick ist auf die linke Faust gerichtet.

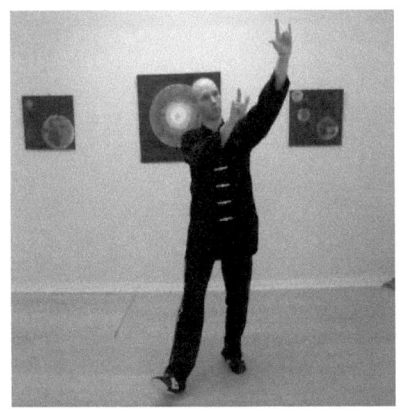 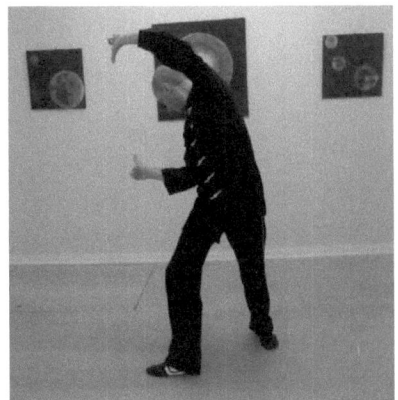

101   102

Die Arme werden gestreckt in einem Bogen über den Kopf von links nach rechts bewegt. Dabei bilden die Hände nun Hirschgeweihe. Der rechte Fuß dreht auf der Ferse und wird in einem rechten Winkel mit nach rechts zeigenden Zehen aufgesetzt.

Das vordere Knie ist leicht gebeugt und der Körperschwerpunkt nach vorne verlagert. Das hintere Bein ist gestreckt. Der Körper ist nach rechts hinten eingedreht mit Blick auf die linke Ferse. Der linke Arm ist in einem Bogen mit leicht angewinkeltem Ellenbogengelenk über den Kopf gestreckt, der rechte Ellenbogen ruht mit der Spitze auf der Taille und der rechte Unterarm ist in eine horizontale Lage gebracht. Die kleinen und die Zeige-Finger zeigen nach hinten, die Handinnenflächen nach rechts außen.

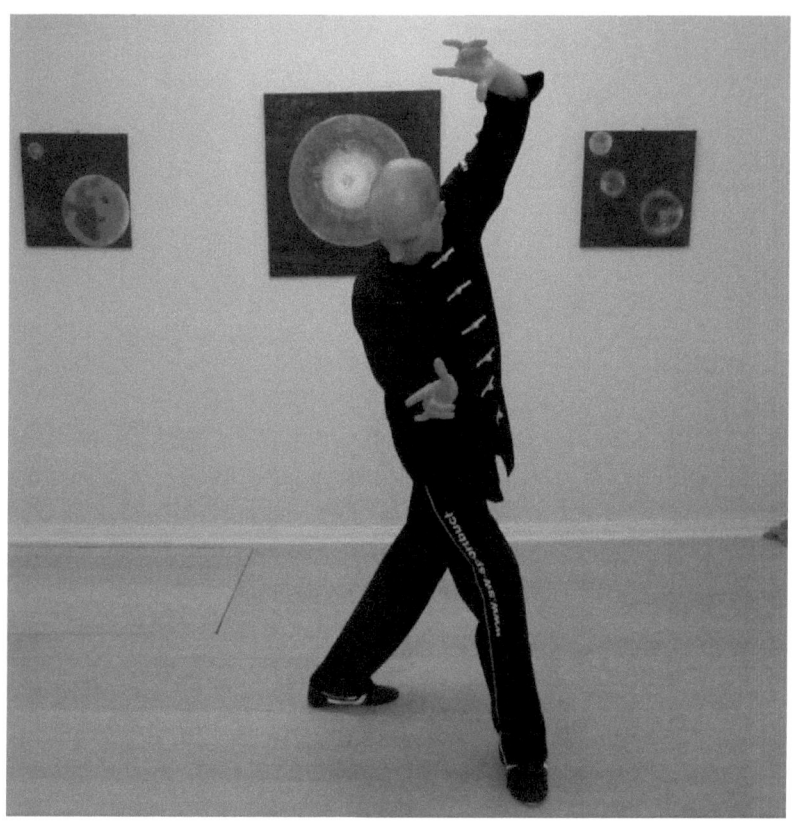

103   seitliche Ansicht von Bild 102

Wir halten die Endposition einen Moment mit max. Dehnung bzw. Anspannung.

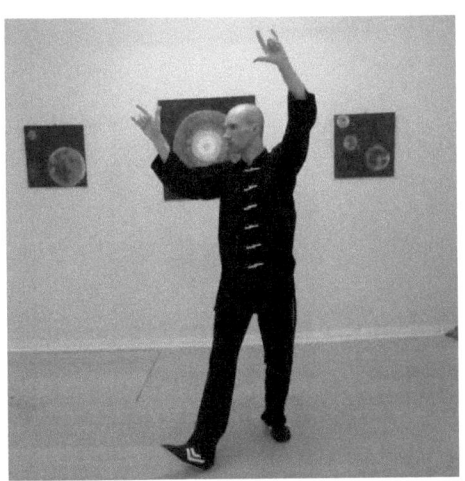

104

Das Körpergewicht wird auf das hintere nun wieder leicht gebeugte Bein verlagert, so dass wir den rechten Fuß auf die Ferse als Drehpunkt stellen können. Die Arme werden gestreckt in einem Bogen von rechts nach links über den Kopf bewegt. Im Rahmen der Bogenbewegung werden die Hirschgeweihe zu Hohlfäusten umgeformt. Der Blick ist auf die Hände gerichtet und folgt der Bewegung.

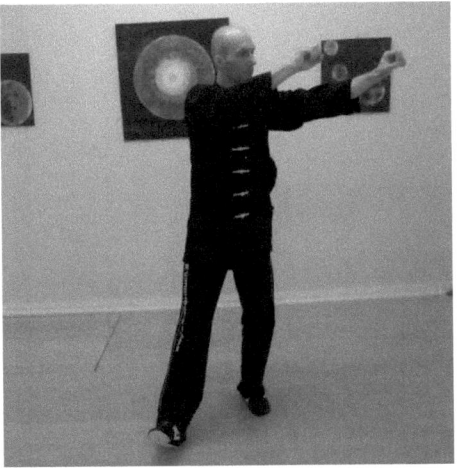

105

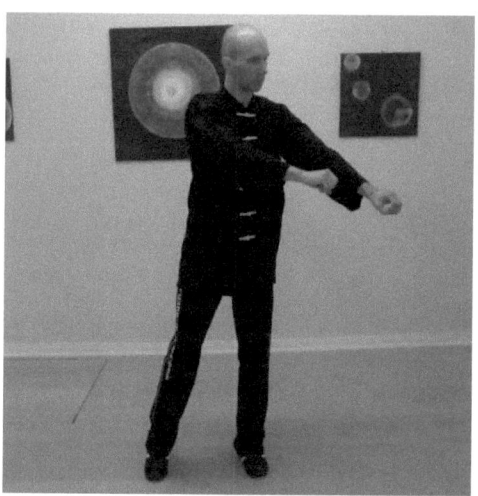

106

Die Arme werden im Rahmen der Bogenbewegung weiter durchgeschwungen, bis sie sich wieder rechts und links vom Körper befinden. Der rechte Fuß wird in den Parallelstand zurück zum linken Fuß gezogen. Nun folgt die Wiederholung.

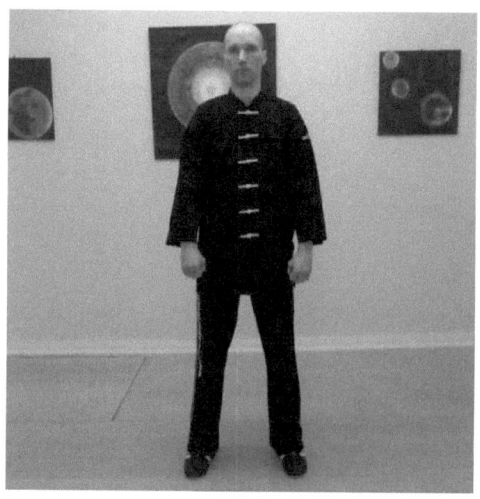

107

Atmung:
Beim Anheben der Hohlfäuste wird eingeatmet (Bilder 90 - 91 und 98 - 100). Die Ausatmung erfolgt beim Nachhintenstrecken der Hirschgeweihe in die Endposition (Bilder 92 - 94 und 101 - 103).

Wiederholungen:
Die Übung „Der Hirsch präsentiert sein Geweih" ist zu jeder Seite insgesamt jeweils zweimal auszuführen.

Wirkung:
Verbesserung der Beweglichkeit der Wirbelsäule, Stärkung der Taille, Dehnung des Blasenmeridians.

Nach allen erfolgten Wiederholungen sind wir wieder in der Position des Bildes 107 angekommen.

3.5. Der Hirsch läuft

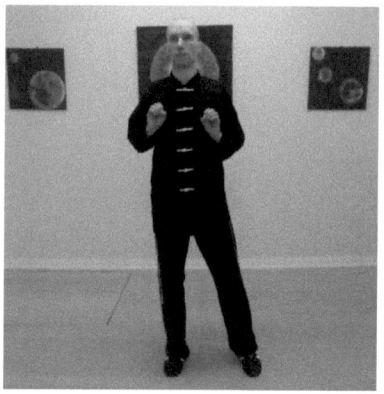 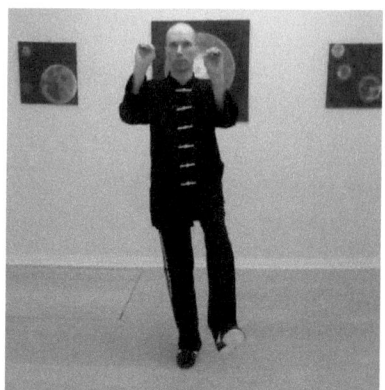

108   109

Beginnend aus der neutralen schulterbreiten Stellung des Bildes 107 heben wir unsere Hohlfäuste links und rechts am Körper bis in Schulterhöhe an. Unsere Knie sind leicht gebeugt. Dann verlagern wir unser Körpergewicht auf das rechte Bein und heben das linke Bein an.

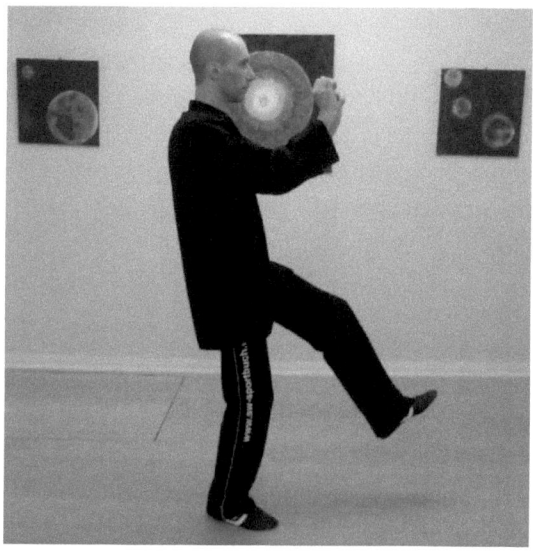

110
seitliche
Ansicht
v. Bild 109

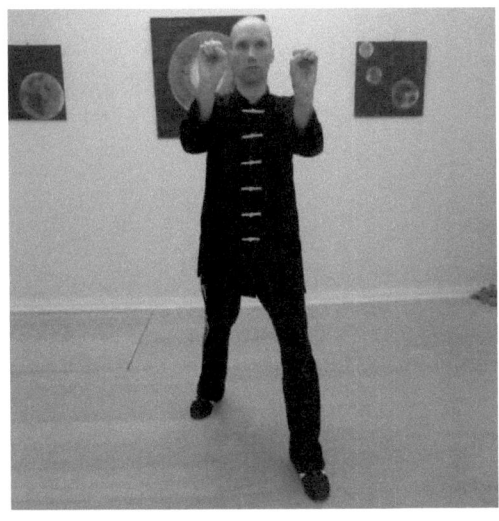

111

Wir machen einen Schritt mit dem linken Fuß vor in die linke Bogenstellung. Gleichzeitig werden beide Arme in Schulterhöhe parallel zueinander nach vorne gestreckt. Der Oberkörper ist gerade aufgerichtet.

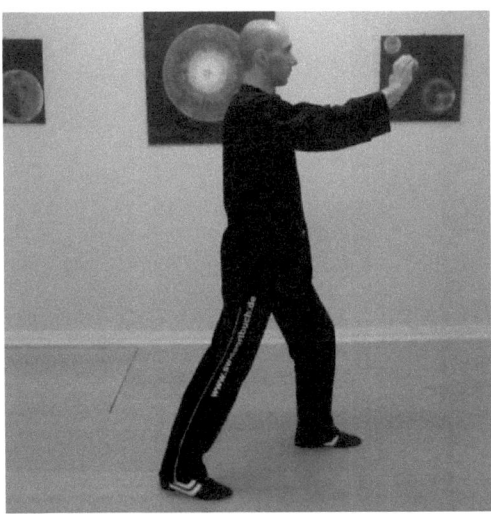

112
seitliche
Ansicht
v. Bild 111

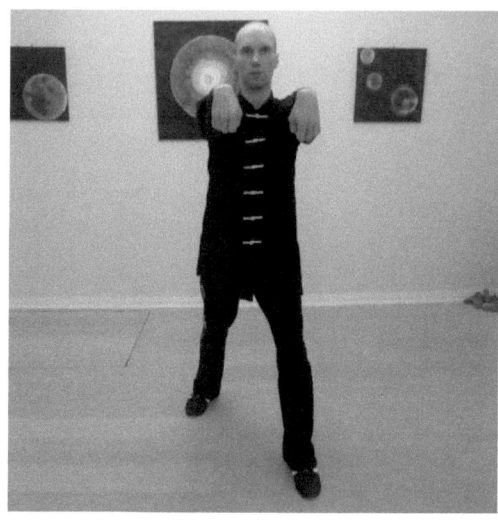

113

Nun kippen wir die Handgelenke nach unten, so dass die Faustrücken nicht mehr nach oben sondern nach vorne zeigen. Die gebeugten Handgelenke befinden sich in schulterbreitem Abstand zueinander.

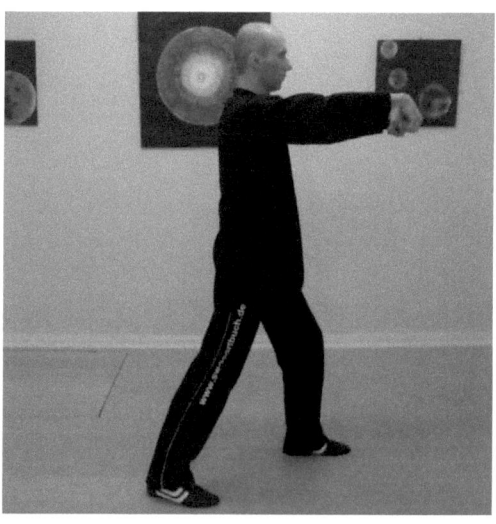

114
seitliche
Ansicht
v. Bild 113

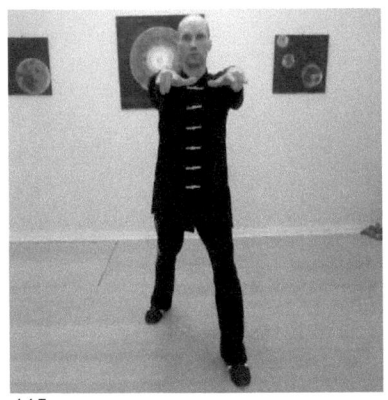
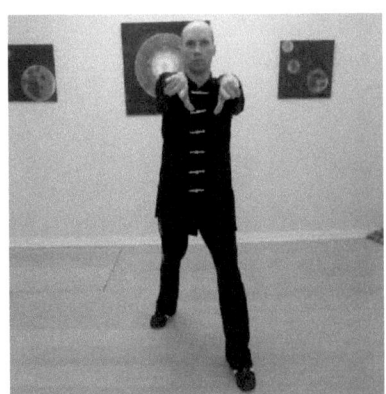

115   116

Die Hohlfäuste werden zu Hirschgeweihen umgeformt.
Wir verlagern das Gewicht auf das hintere, rechte Bein,
das wir beugen. Das vordere, linke Bein strecken wir.
Unser Rücken wird in einem Bogen gebeugt. Der Kopf
befindet sich zwischen den Armen. Das Gesicht ist zu
Boden gerichtet. Die Arme drehen sich im Schultergelenk
nach innen, bis sich die Handrücken gegenüberliegen.

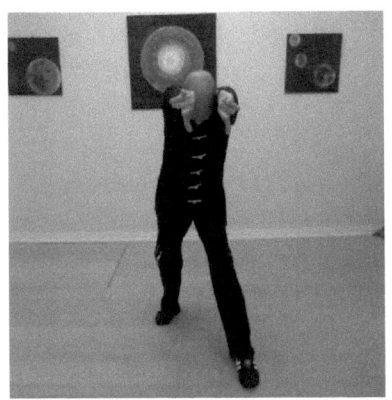
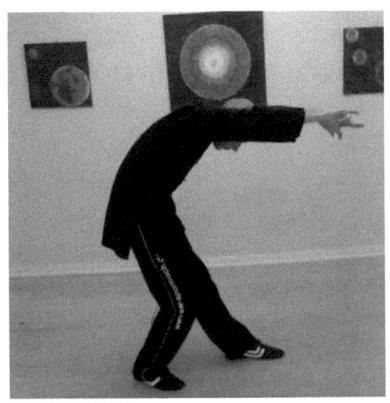

117   118 seitliche Ansicht von Bild 117

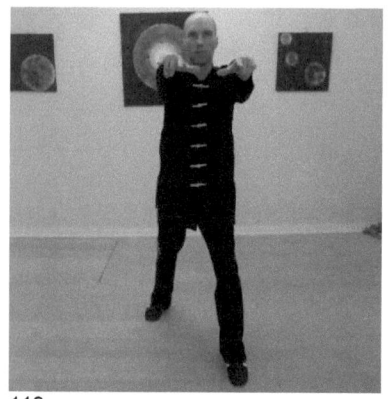 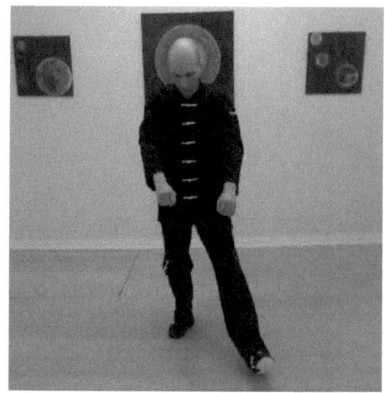

119   120

Der Oberkörper wird wieder in eine aufrechte Position
gebracht. Das Körpergewicht wird nach vorne verlagert.
Das vordere Knie wird gebeugt und das hintere Bein
durchgestreckt, bis wir uns wieder in der linken
Bogenstellung befinden. Die Arme werden im
Schultergelenk nach außen gedreht und die
Hirschgeweihe in Hohlfäuste mit nach oben gerichteten
Faustrücken umgebildet.

Dann wird das Gewicht auf das hintere Bein verlagert,
um den vorderen Fuß wieder in die Parallelstellung
zurückziehen zu können. Gleichzeitig werden die Arme
abgesenkt.

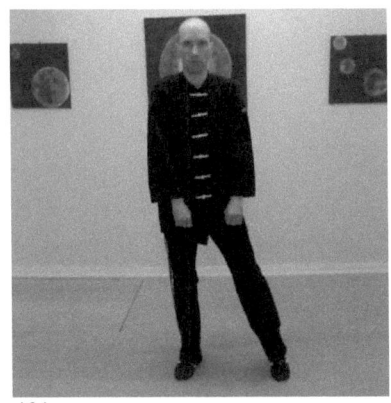
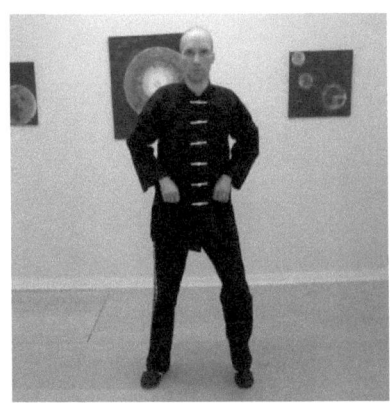

121   122

Die Arme befinden sich nun rechts und links vom Körper.
Die Hohlfäuste werden beibehalten. Der zurückgezogene linke Fuß wird auf dem Fußballen abgestellt.
Nun drücken wir uns auch mit dem rechten Fuß hoch auf
den Fußballen, so dass wir für einen kurzen Moment mit
beiden Füßen gleichzeitig auf den Fußballen stehen.

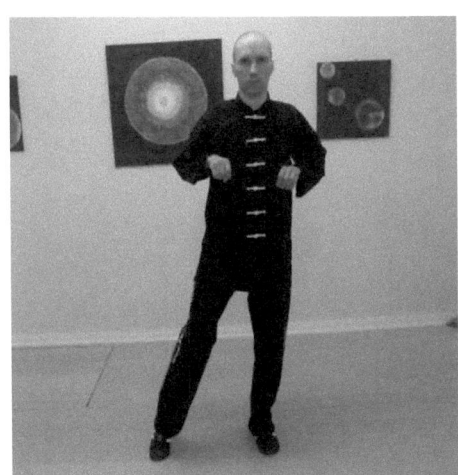

Wir senken den linken
Fuß auf die komplette
Fußsohle ab. Der
rechte Fuß bleibt auf
dem Fußballen. Die
Hohlfäuste werden nun
wieder rechts und links
vom Körper ange-
hoben. Das Körper-
gewicht wird auf das
linke Bein verlagert.

123

67

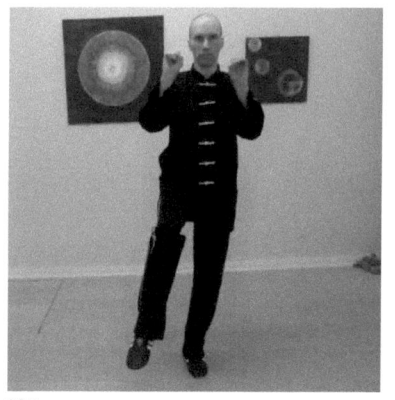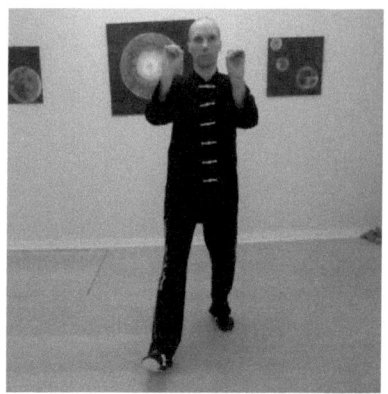

124   125

Die Hohlfäuste werden bis auf Schulterhöhe angehoben. Das rechte Bein wird ebenfalls angehoben und mit einem Schritt vorwärts in die rechte Bogenstellung abgesetzt. Die Arme werden parallel in Schulterhöhe nach vorne gestreckt. Die Faustrücken zeigen nach oben und befinden sich in schulterbreitem Abstand zueinander.

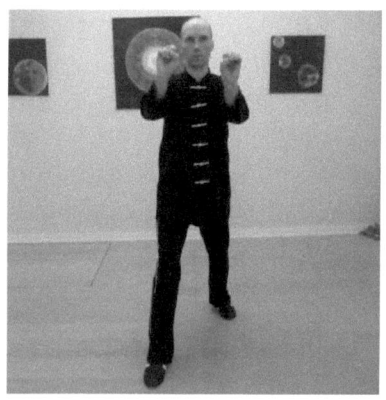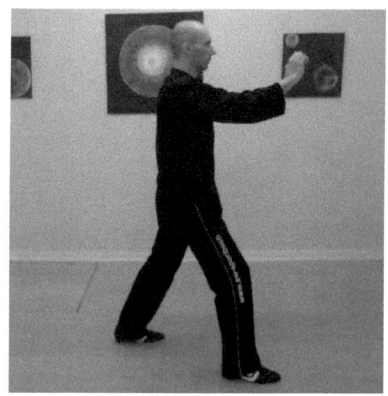

126   127 seitliche Ansicht von Bild 126

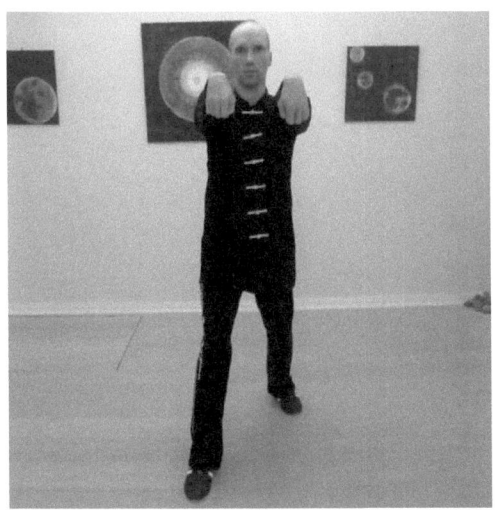

128

Nun kippen wir die Handgelenke nach unten, so dass die Faustrücken nicht mehr nach oben sondern nach vorne zeigen. Die gebeugten Handgelenke befinden sich noch immer in schulterbreitem Abstand zueinander.

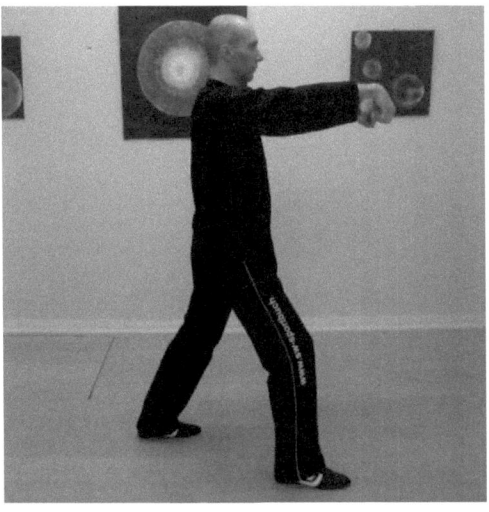

129
seitliche
Ansicht
v. Bild 128

69

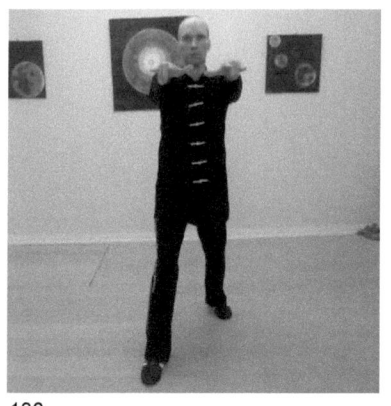
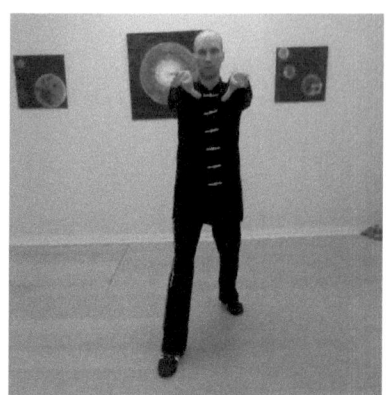

130   131

Die Hohlfäuste werden zu Hirschgeweihen umgeformt. Wir verlagern das Gewicht auf das hintere, linke zu beugende Bein und strecken das vordere Bein. Unser Rücken wird in einem Bogen gebeugt. Der Kopf befindet sich zwischen den Armen. Das Gesicht ist zu Boden gerichtet. Die Arme drehen sich im Schultergelenk nach innen, bis sich die Handrücken gegenüberliegen.

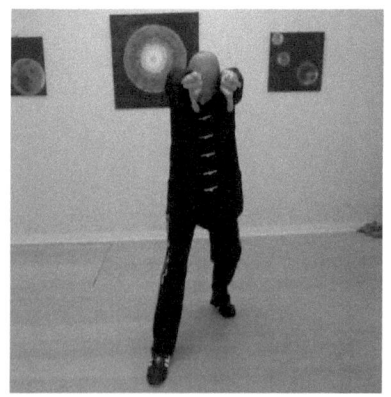
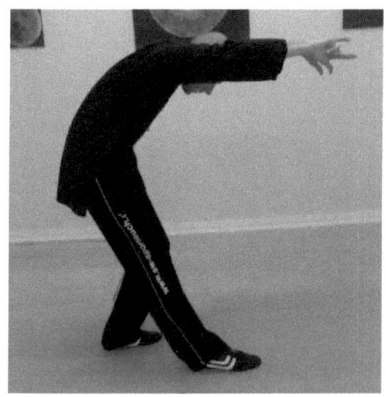

132   133 seitliche Ansicht von Bild 132

70

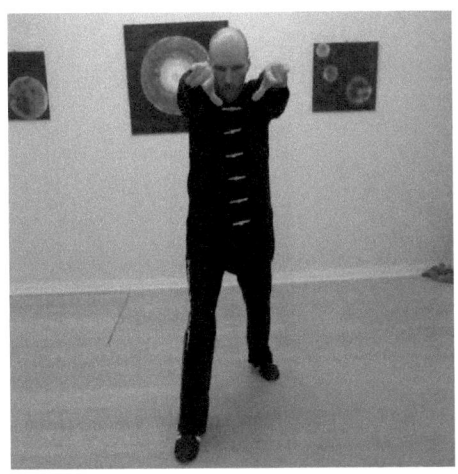

134

Der Oberkörper wird in eine aufrechte Position gebracht. Der Kopf ist aufgerichtet in Verlängerung der Wirbelsäule. Wir bringen unser Körpergewicht wieder nach vorne in die rechte Bogenstellung. Die Arme werden im Schultergelenk nach außen gedreht. Die Hirschgeweihe werden in Hohlfäuste umgewandelt. Die Faustrücken zeigen nach oben. Die Handgelenke sind gestreckt.

135

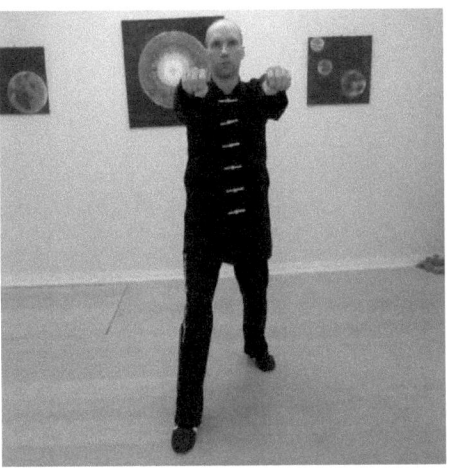

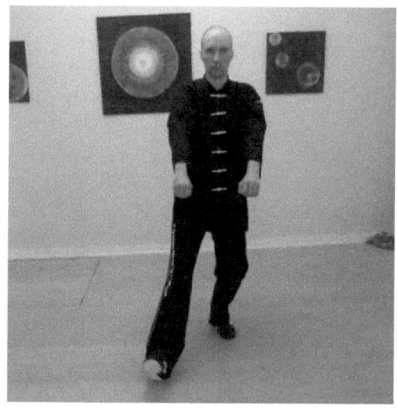

136

Dann werden die Arme unter Beibehaltung der Hohlfäuste abgesenkt, bis sie sich rechts und links vom Körper befinden. Das Gewicht wird auf das linke, hintere Bein verlagert, so dass der rechte Fuß über die Ferse rollend angehoben und in den Parallelstand zurückgezogen werden kann. Der zurückgezogene, rechte Fuß wird auf dem Fußballen abgesetzt. Jetzt erfolgt der bereits beschriebene Fußwechsel (auf S. 67, jetzt nur in umgekehrter Reihenfolge, also vom rechten auf den linken Fußballen) und alles beginnt von vorn.

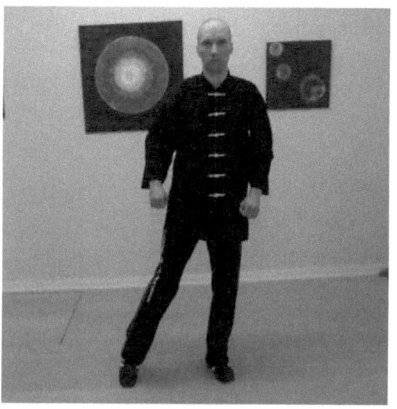

137

Atmung:
Beim Vorstrecken der Hohlfäuste ausatmen (z.B. Bilder 111 - 114, 125 - 129). Bei der Zurückverlagerung des Körpergewichtes und Einnehmen der Körperbogenhaltung (z.B. Bilder 115 - 118, 130 - 133) einatmen. Beim nachfolgenden Nachvornegehen (z.B. Bilder 119, 134 - 135) wieder ausatmen. Die Atmung ist selbstverständlich für die Ausführung zu beiden Seiten gleich.

Wiederholungen:
Die Übung „Der Hirsch läuft" ist zu jeder Seite insgesamt jeweils zweimal auszuführen.

Wirkung:
Dehnung der Schulter- und Rückenmuskulatur, Aktivierung des Mingmen durch Qi und dadurch Kräftigung angeborenen und nach der Geburt aufgenommenen Qis, Förderung der Qi-Zirkulation durch den Dumai-Meridian, Aktivierung des Yang-Qi des ganzen Körpers, Dehnung des Nieren- und Blasenmeridians.

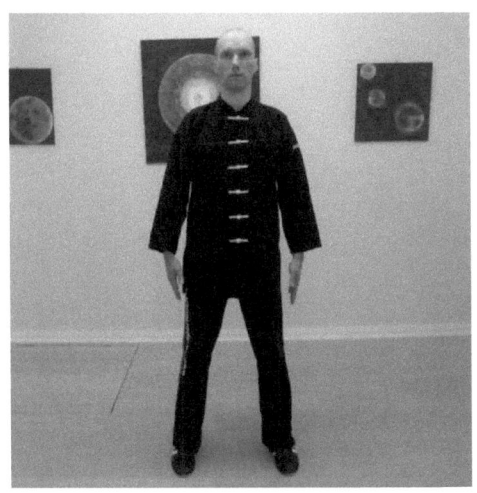

Nachdem die Übung zu beiden Seiten jeweils zweimal ausgeführt wurde, wird die neutrale, schulterbreite Stellung eingenommen.

138

73

3.6. Der Kranich streckt sich nach oben

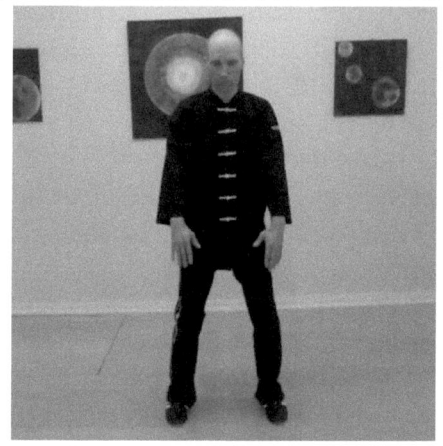

139

Beginnend aus der neutralen Position des Bildes 138 beugen wir die Knie und begeben uns in eine hockende Position. Die linke flache Hand legen wir mit der Handinnenfläche auf den rechten Handrücken und bringen beide Hände mit gestreckten Armen in eine horizontale Position vor den Unterleib. Die Finger zeigen nach vorne. Der Blick ist auf die Hände gerichtet.

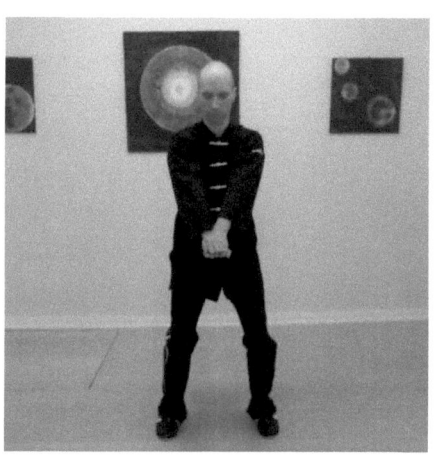

140

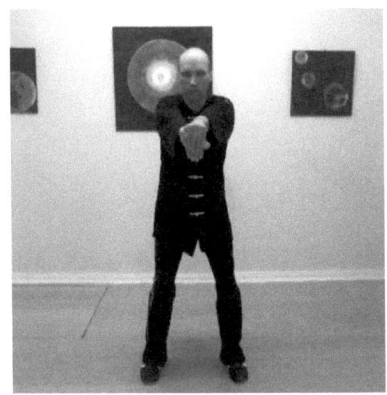 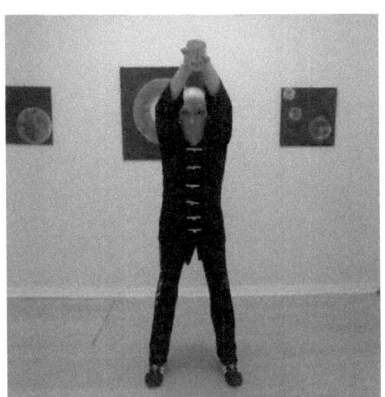

141   142

Wir strecken die Knie und heben gleichzeitig die gestreckten Arme vor dem Körper nach oben an. Die Knie
sind durchgestreckt und der Rücken befindet sich in
einem leichten Hohlkreuz nach vorne gebeugt. Das
Gesäß wird nach hinten und die Taille nach vorne
gestreckt. Die Arme werden maximal nach oben vorne

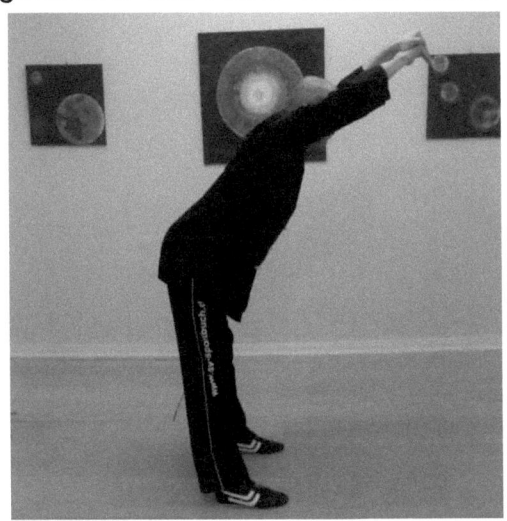

angehoben. Der
Kopf befindet sich
zwischen den
Armen. Die Hände
imitieren den
Schnabel des
Kranichs. Der Blick
ist nach vorne
gerichtet. Die Brust
ist herausgedrückt.

143 seitliche A. Bild 142

75

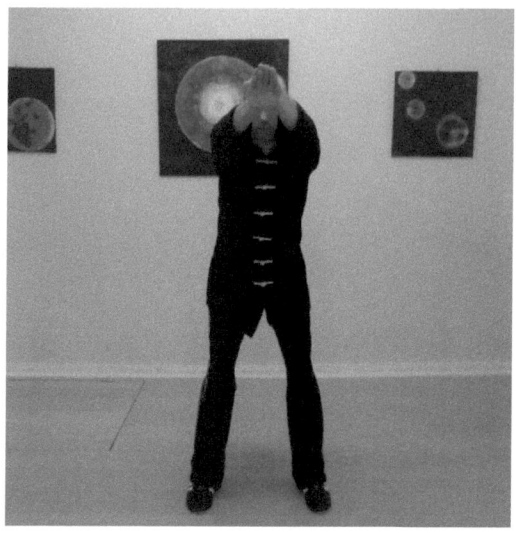

144

Wir richten den Oberkörper wieder auf, beugen erneut die Knie und senken die gestreckten Arme nach unten vor dem Körper ab. Die Hände liegen noch aufeinander.

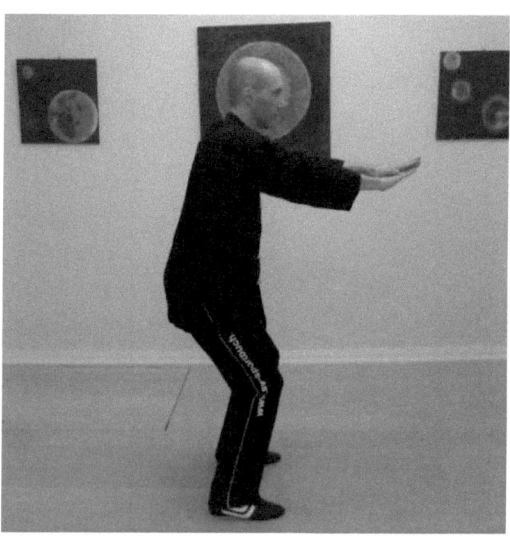

145
seitliche
Ansicht

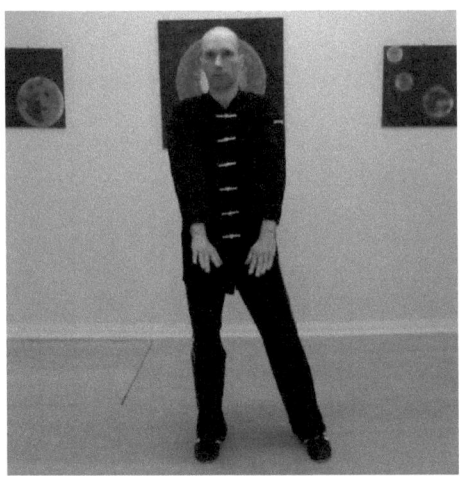

Sind die aufeinander liegenden Hände vor dem Unterleib angelangt, werden sie getrennt und zu den Seiten auseinander gezogen. Wir verlagern das Körpergewicht auf das rechte Bein. Die gestreckten Arme werden am Körper vorbei nach hinten bewegt. Die Hände werden zu Kranichflügeln gemäß Bild 4 auf Seite 12 geformt.

147

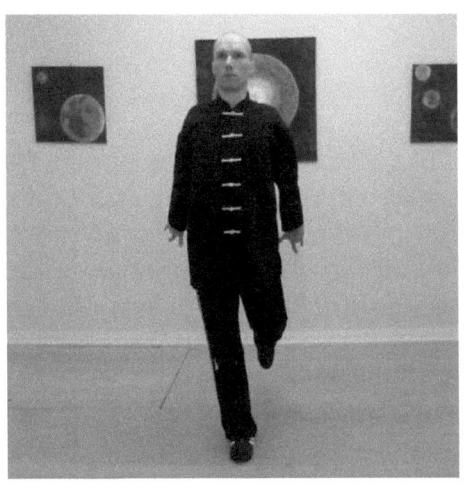

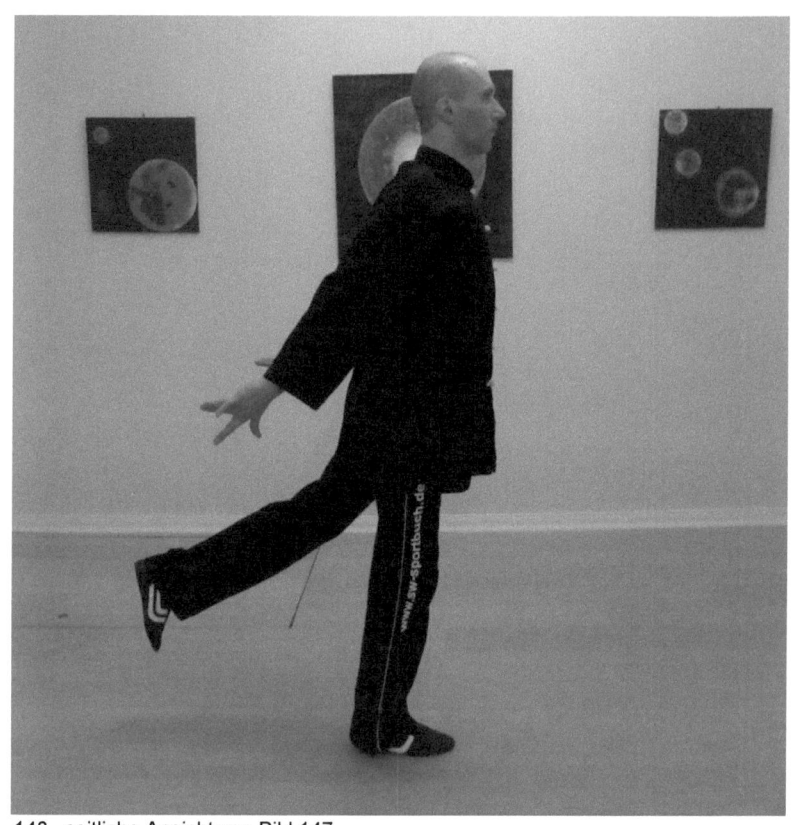

148 seitliche Ansicht von Bild 147

Wir heben das linke Bein an und strecken es nach hinten. Die Zehen des linken Fußes zeigen zu Boden, das Knie ist leicht gebeugt und die Hüfte max. gestreckt. Das Knie des rechten Standbeines wird ebenso gestreckt. Die Brust wird herausgedrückt. Auf dieser Seitenaufnahme sieht man sehr gut die Bogenform, die der Körper annimmt. Die Schulterblätter werden zusammengeführt und die Brustmuskulatur gedehnt. Die Handinnenflächen sind nach hinten oben gerichtet.

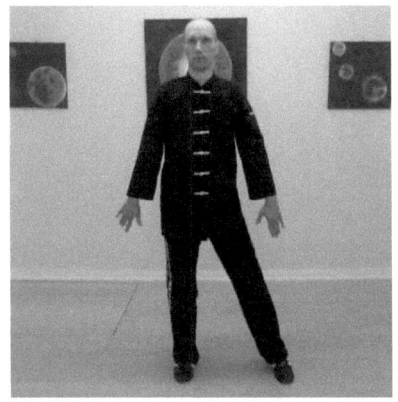
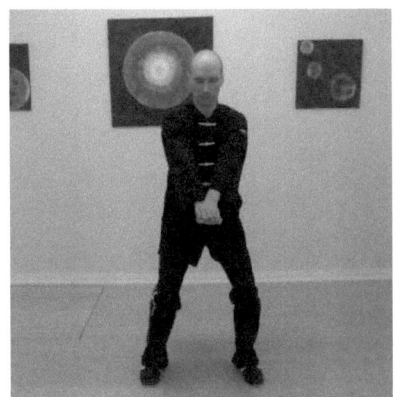

149   150

Die Arme werden wieder nach vorne geführt, das rechte Standbein gebeugt, das linke Bein wird nach vorne gebracht und in den Parallelstand mit gebeugtem Knie abgesetzt. Wir begeben uns wieder in eine hockende Position mit geradem Rücken. Die linke flache Hand

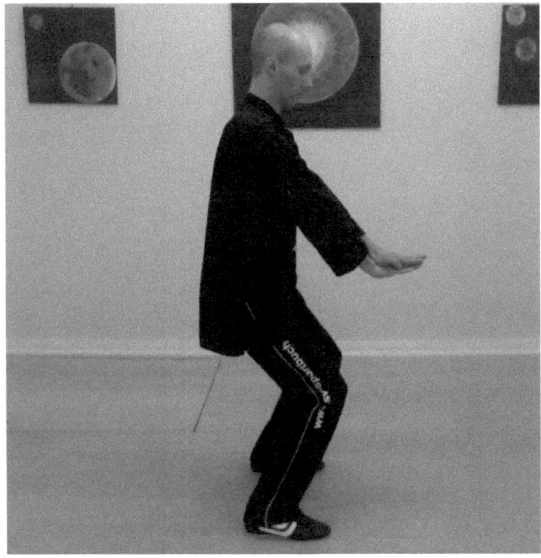

legen wir mit der Handinnenfläche auf den rechten Handrücken und bringen beide Hände mit gestreckten Armen in eine horizontale Position vor den Unterleib. Der Blick ist auf die Hände gerichtet.

151 seitliche Ansicht

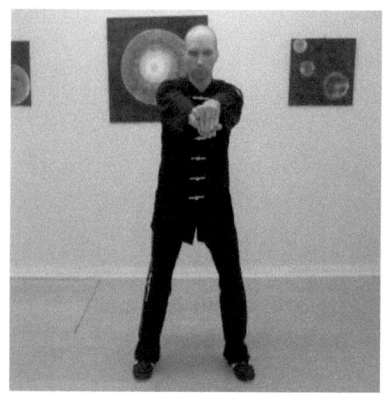

152

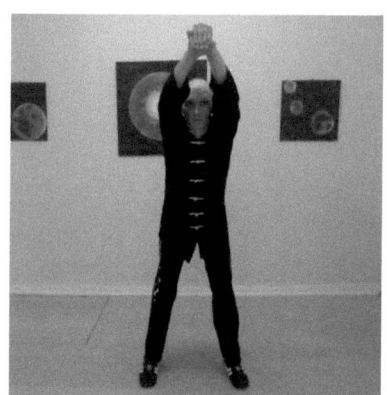

153

Wir strecken die Knie und heben gleichzeitig die gestreckten Arme vor dem Körper nach oben an. Der Rücken befindet sich in der Endposition in einem leichten Hohlkreuz nach vorne gebeugt. Das Gesäß wird nach hinten gestreckt. Die Arme werden maximal nach oben

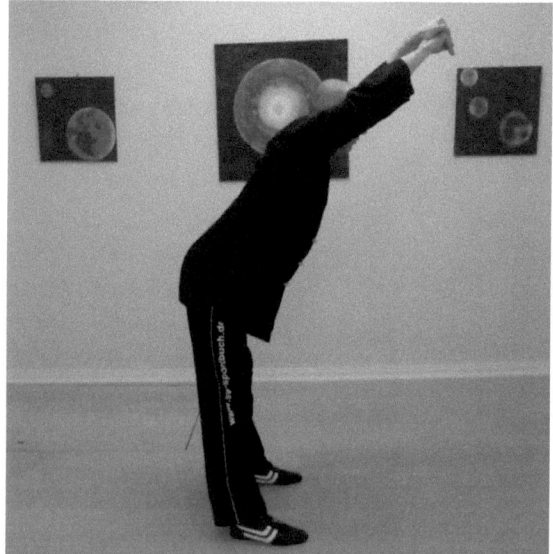

vorne angehoben. Der Kopf befindet sich zwischen den Armen. Die Hände imitieren den Schnabel des Kranichs. Der Blick ist nach vorne gerichtet.

154 seitliche Ansicht von Bild153

80

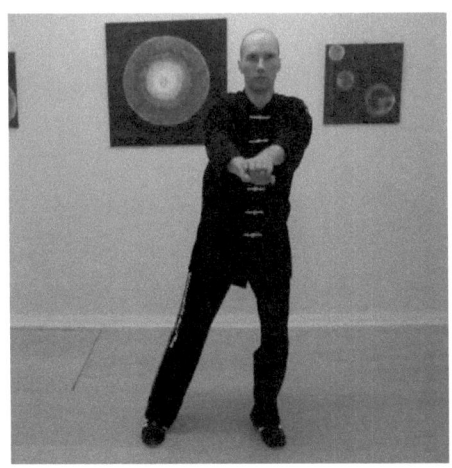

155

Wir richten den Oberkörper wieder auf, beugen erneut die Knie und senken die gestreckten Arme nach unten vor dem Körper ab. Die Hände liegen noch aufeinander. Sind sie vor dem Unterleib angelangt, werden sie getrennt und zu den Seiten auseinandergezogen. Wir verlagern das Körpergewicht auf das linke Bein. Die gestreckten Arme werden am Körper vorbei nach hinten bewegt. Die Hände werden zu Kranichflügeln geformt.

156

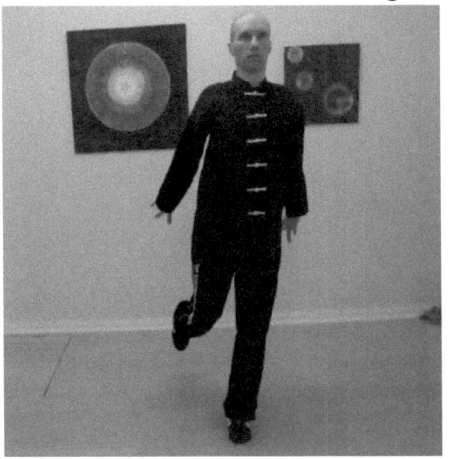

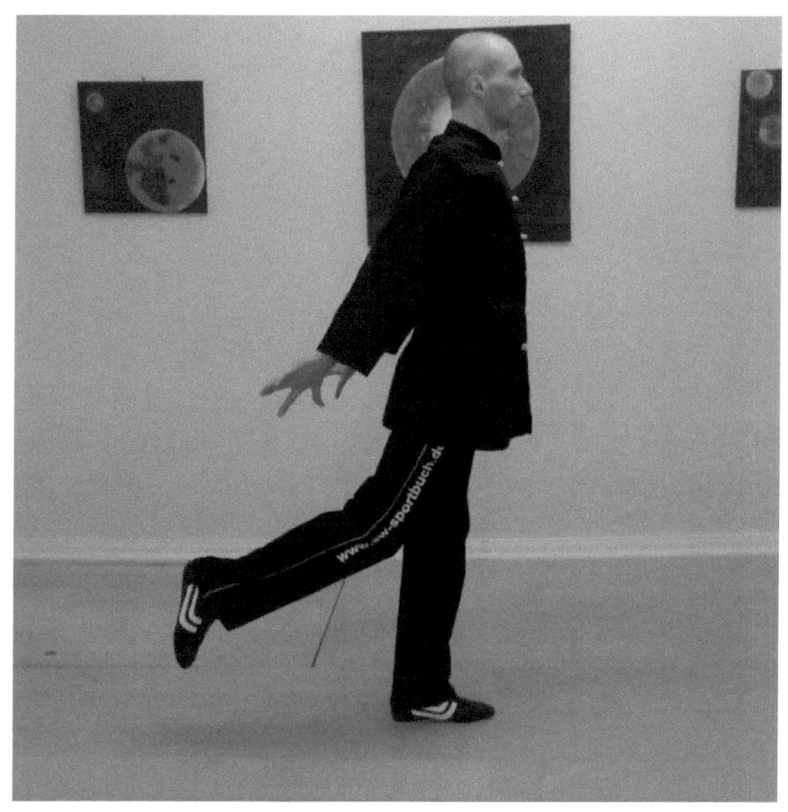

157 seitliche Ansicht von Bild 156

Wir heben das rechte Bein an und strecken es nach hinten. Die Zehen des rechten Fußes zeigen zu Boden, das Knie ist leicht gebeugt und die Hüfte max. gestreckt. Das Knie des linken Standbeines wird ebenso gestreckt. Die Brust wird herausgedrückt und die Brustmuskulatur gedehnt, während die Schulterblätter zusammengeführt werden. Der Körper nimmt wieder die schon beschriebene „Bogenform" an. Die Handinnenflächen sind nach hinten oben gerichtet.

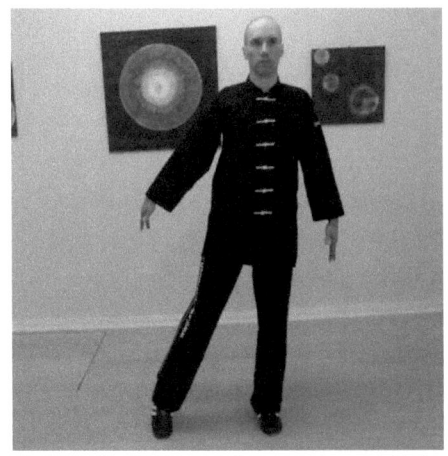

158

Die Arme werden wieder nach vorne geführt, das linke Standbein gebeugt und das rechte Bein wird wieder nach vorne gebracht und in den Parallelstand mit gebeugtem Knie abgesetzt. Nun fängt alles von vorn bei Bild 139 an und wir wiederholen den gesamten Bewegungsablauf erneut zu beiden Seiten. Wenn wir dann erneut bei der Position des Bildes 158 angekommen sind, begeben wir uns in die neutrale Stellung.

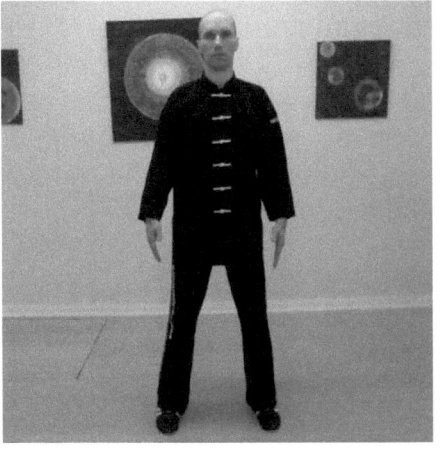

159

Atmung:
Bei der Positionierung der Hände vor dem Unterleib ausatmen (Bilder 139 - 140, 149 - 151), dann beim Anheben der Hände einatmen (Bilder 141 - 143, 152 - 154) und beim Herunterdrücken der Hände wieder ausatmen (Bilder 144 - 145, 155). Werden die Hände beim einbeinigen Kranichstand nach hinten geführt, einatmen (Bilder 146 - 148, 156 - 157).

Wiederholungen:
Die Übung „Der Kranich streckt sich nach oben" ist zu jeder Seite insgesamt jeweils zweimal auszuführen.

Wirkung:
Förderung der Ausatmung verbrauchter Luft durch das Anheben und Herunterdrücken der Hände sowie des Flusses von Qi zum Dantian. Durch die Hebe- und Streckbewegungen der Arme nach oben und hinten werden der Dumai- und der Renmai-Meridian stimuliert. Die Beweglichkeit der Wirbelsäule wird verbessert und die Brustmuskulatur gedehnt.

3.7. Sich dreimal zum Gruße verbeugen

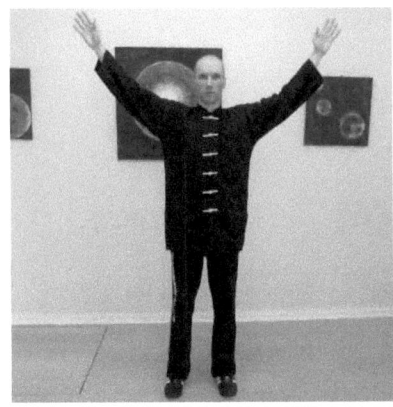 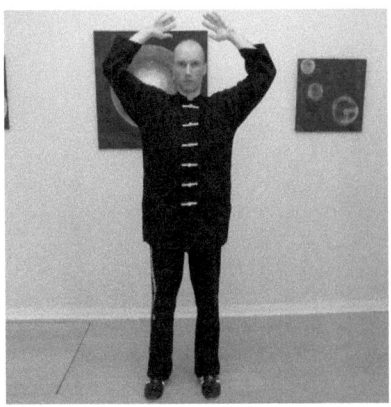

160   161

Anschließend an die Position des Bildes 159 heben wir die gestreckten Arme an den Seiten mit nach vorne gerichteten Handinnenflächen über Kopfhöhe an. Dann winkeln wir die Ellenbogengelenke an und bewegen die Hände hinter den Kopf.

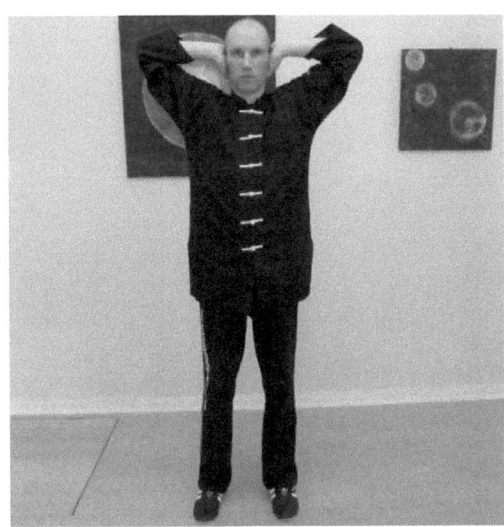

162

Wir legen die Handballen auf die Ohrmuscheln und die aufeinander gerichteten Finger in den Nacken. Die Ellenbogen zeigen jeweils links und rechts nach außen.

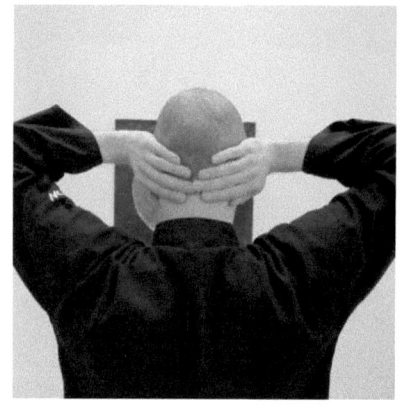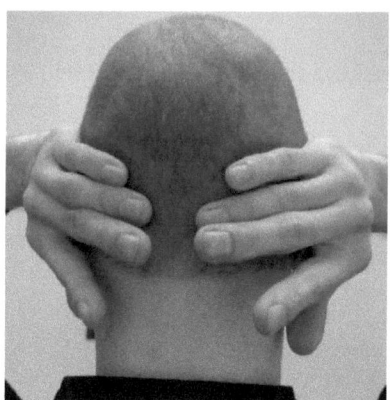

163 rückwärtige Ansicht von Bild 162   164

Wir heben Zeige- und Mittelfinger an, um mit dem „schlagen der Himmelstrommel" (Min Tiangu) zu beginnen.

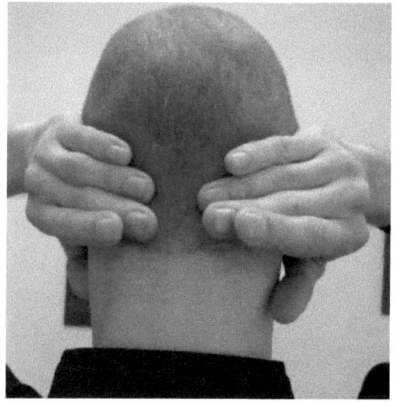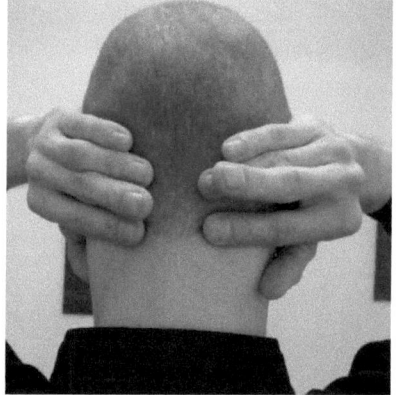

165   166

Wir legen jeweils die Zeige- auf die Mittelfinger und schnippen dann die Zeigefinger siebenmal auf den Hinterkopf in die beiden Mulden neben der Halswirbelsäule unterhalb des Schädeldaches herunter.

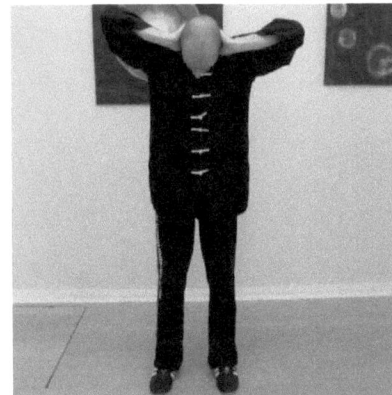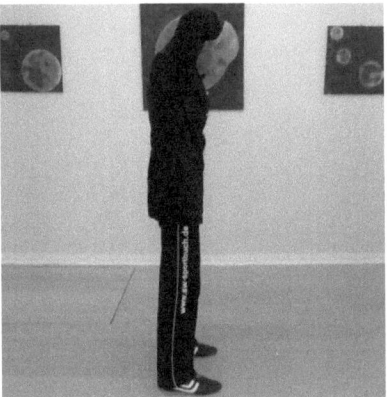

167   168 seitliche Ansicht von Bild 167

Wir beginnen, den Kopf einzurollen und den Oberkörper Wirbel für Wirbel nach vorne zu beugen. Dabei <u>atmen</u> wir <u>aus</u>. Die Knie bleiben die ganze Zeit gestreckt, der Blick ist auf die Füße gerichtet.

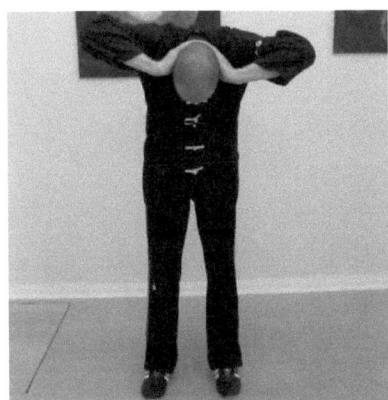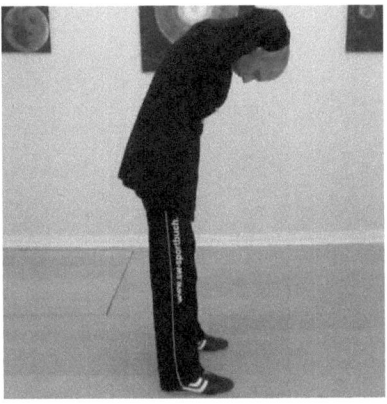

169   170 seitliche Ansicht von Bild 169

Wir beugen den Oberkörper noch ein Stückchen weiter vor, bis wir 1/3 der maximalen Beugung erreicht haben.

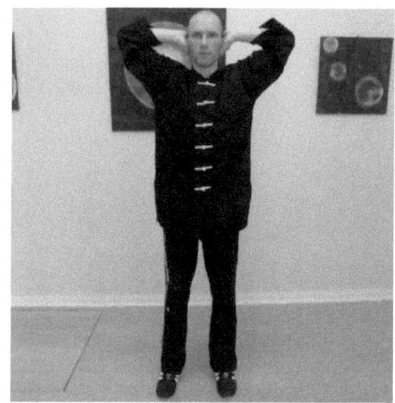
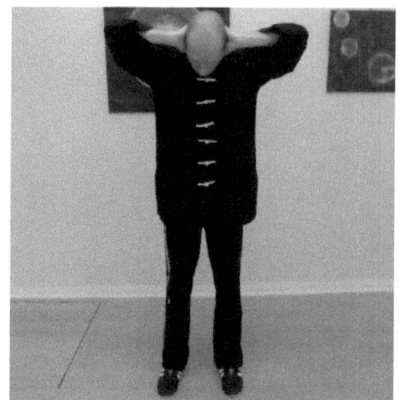

171   172

Wir richten den Oberkörper wieder auf und <u>atmen</u> dabei <u>ein</u> (Bild 171). Dann beginnen wir wieder den Kopf einzurollen (Bild 172). Bei der gesamten Beugebewegung <u>atmen</u> wir <u>aus</u>.

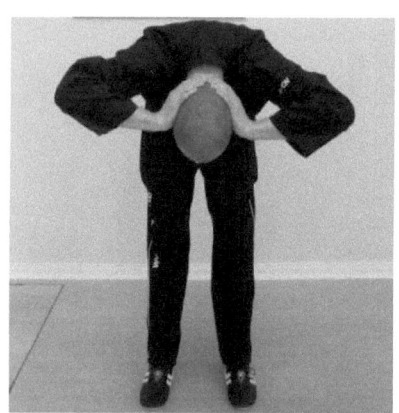
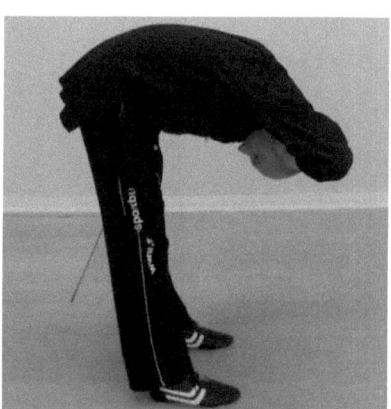

173   174 seitliche Ansicht von Bild 173

Wir beugen den Oberkörper noch weiter vor, bis wir 2/3 der maximalen Beugung erreicht haben.

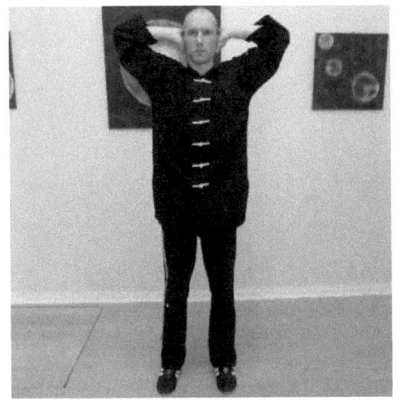
175

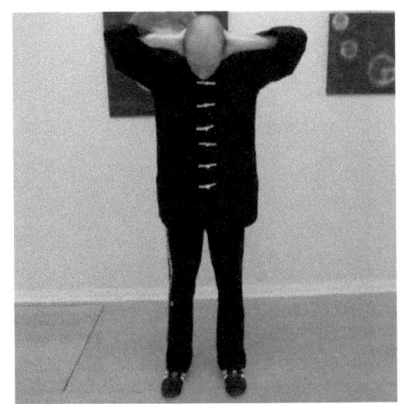
176

Wir richten den Oberkörper wieder auf und <u>atmen</u> dabei <u>ein</u> (Bild 175). Dann beginnen wir wieder den Kopf einzurollen (Bild 176). Bei der gesamten Beugebewegung <u>atmen</u> wir <u>aus</u>.

177

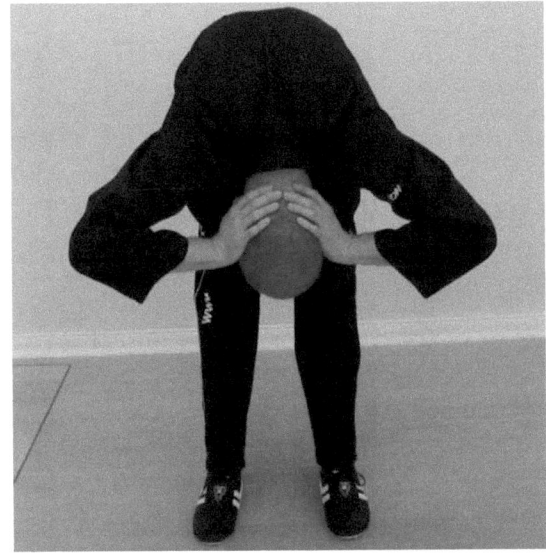

Wir beugen den Oberkörper Wirbel für Wirbel noch weiter vor, bis wir die maximale Beugung erreicht haben.

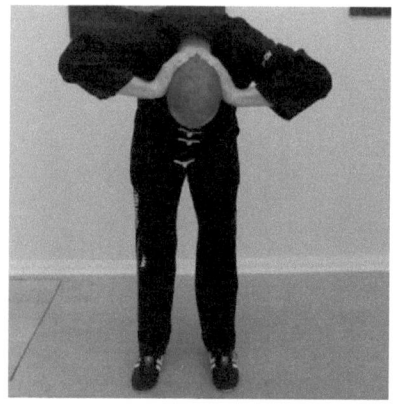 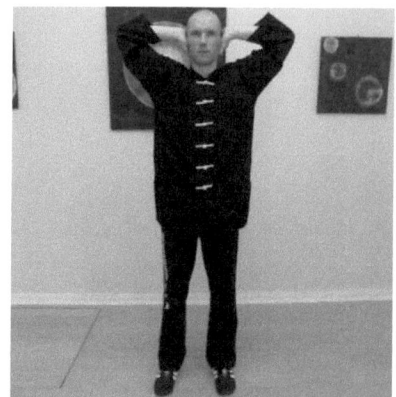

178   179

Wir heben den Oberkörper vom Steißbein aus über die Lendenwirbelsäule, Brustwirbelsäule, Halswirbelsäule bis zum Kopf Wirbel für Wirbel wieder an und atmen dabei ein.

Diese Übung dehnt die Wirbelsäule und fördert damit deren Beweglichkeit. Die Zirkulation des Qi (der Lebensenergie) im gesamten Körper wird angeregt. Die Regulation des Energiekreislaufes soll auch den Geist beruhigen und die allgemeine Fitness fördern.

3.8.　　Mit dem Schwanz wedeln

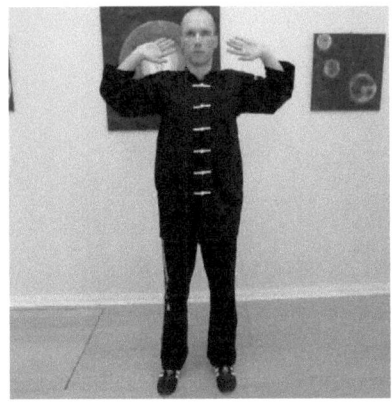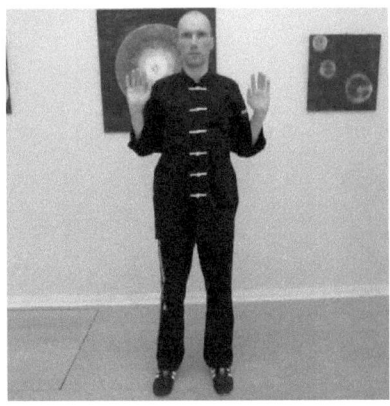

180　　　　　　　　　　　　181

Mit einem Ruck ziehen wir beide Hände nach links und rechts außen von den Ohren (Bild 180). Dann lassen wir die noch immer angewinkelten Ellenbogen sinken, so dass sich unsere Hände mit nach vorne zeigenden Innenflächen und nach oben gerichteten Fingerspitzen dicht an unseren Schultergelenken befinden (Bild 181).

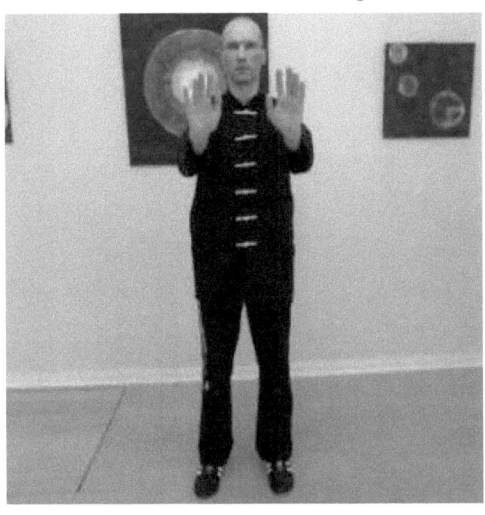

182

Wir strecken die Ellenbogengelenke und damit die Hände in Schulterhöhe parallel nach vorne.

91

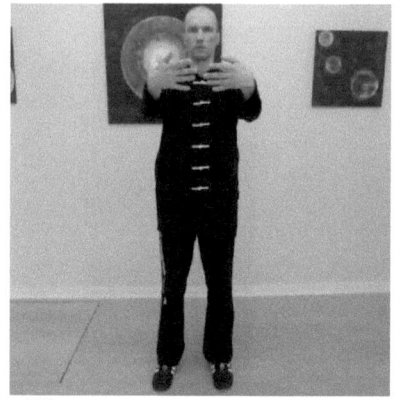
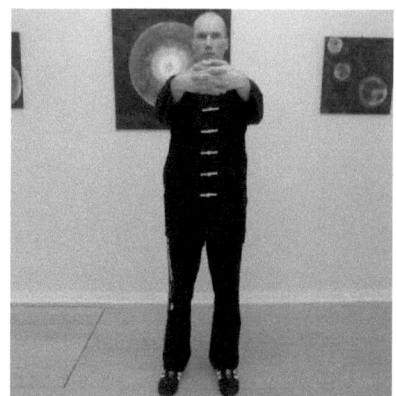

183   184

Wir drehen die Hände in den Handgelenken jeweils nach außen und winkeln sie an, bis die Handrücken nach vorne und die Finger aufeinander zeigen. Dann führen wir die Finger verschränkend zusammen.

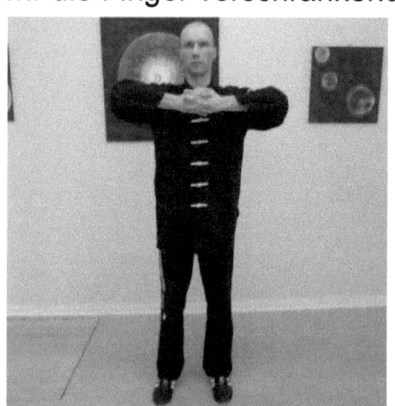
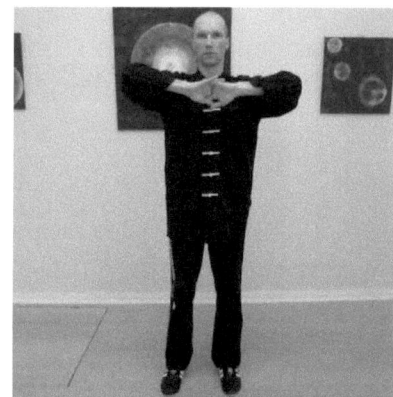

185   186

Wir winkeln die Ellenbogen an und ziehen die Hände zu unserem Oberkörper zurück. Dort drehen wir die Handinnenflächen um 180° nach vorne.

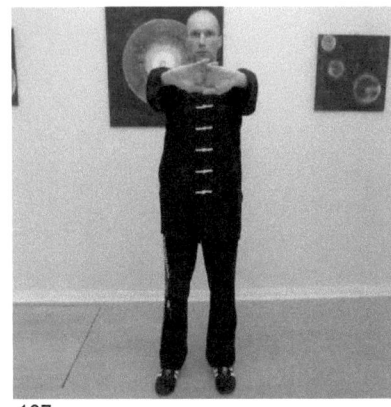 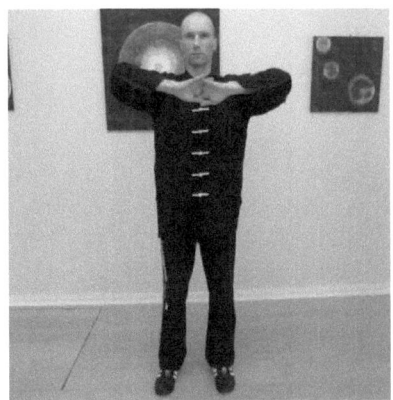

187 188

Wir schieben die Hände durch Strecken der Ellenbogengelenke horizontal nach vorne (Bild 187). Dann ziehen wir die Hände zum Körper zurück (Bild 188).

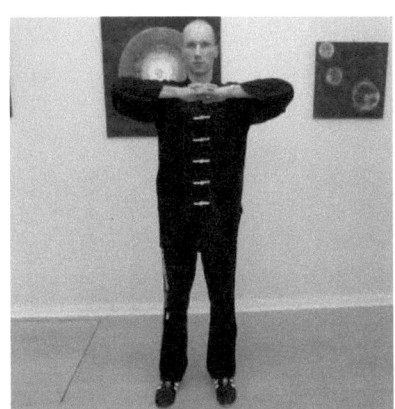 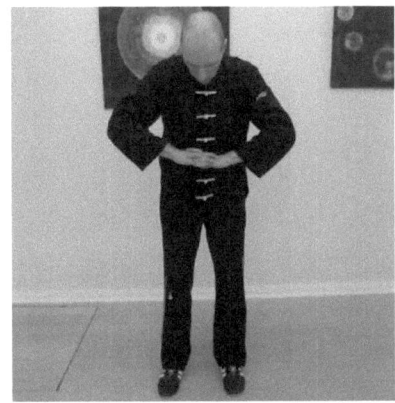

189 190

Wir wenden die verschränkten Hände mit den Innenflächen nach unten und drücken sie dicht am Körper in Richtung Boden. Gleichzeitig beugen wir unseren Oberkörper abrollend nach vorne.

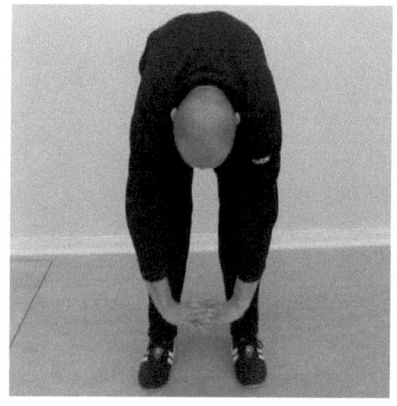

191

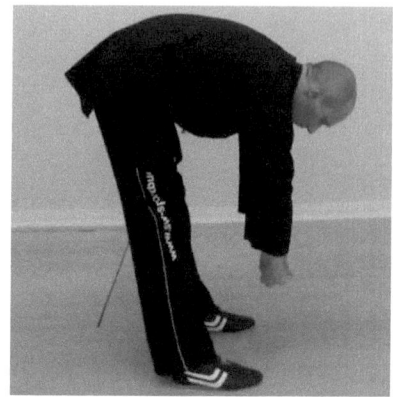

192 seitliche Ansicht von Bild 191

Wir drücken die Hände soweit wie möglich nach unten, bis die maximale Beugung der Wirbelsäule erreicht wurde. Die Knie bleiben gestreckt.

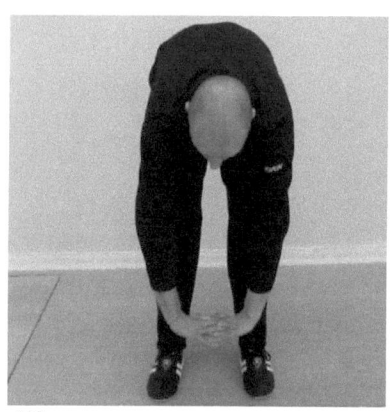

193

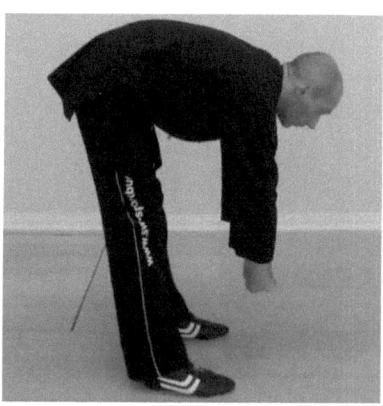

194 seitliche Ansicht von Bild 193

Wir heben den Kopf an und <u>atmen</u> dabei <u>ein</u>.

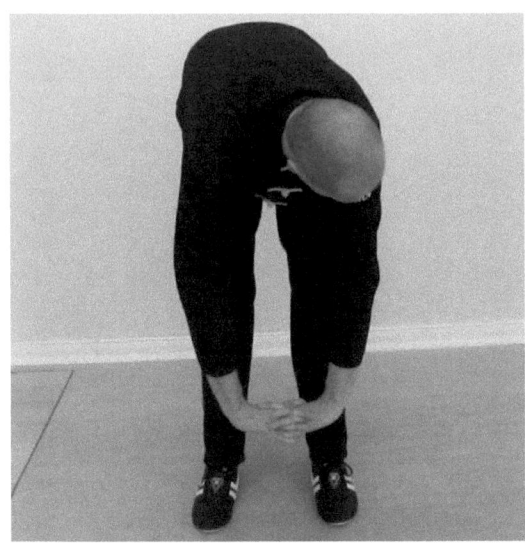

195
Ohne die Position der Arme und Schultern zu verändern, drehen wir den Kopf nach links hinten und bewegen die linke Hüfte in Richtung Kopf. Dabei wird die rechte Rükkenseite gedehnt. Wir <u>atmen</u> <u>aus</u>.

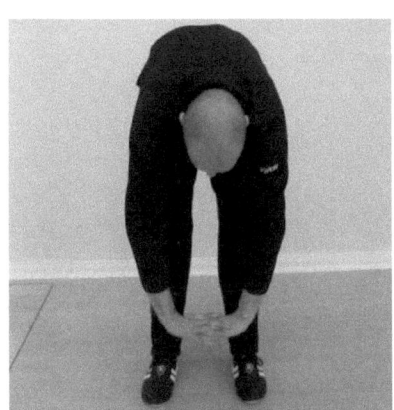

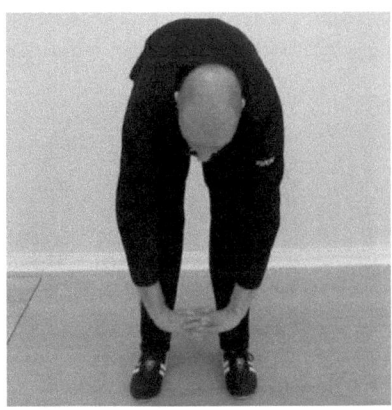

196   197
Wir drehen den Kopf wieder nach vorne und entspannen uns (Bild 196). Nach einer kurzen Pause heben wir den Kopf an und <u>atmen</u> dabei <u>ein</u> (Bild 197).

95

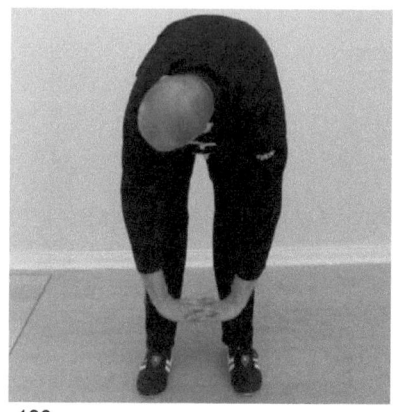

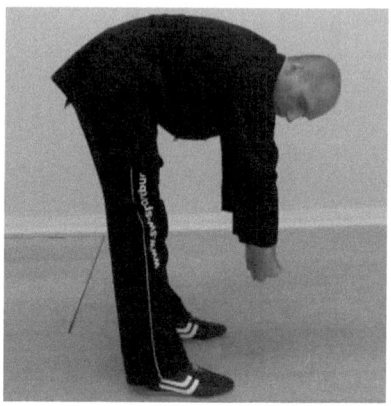

198   199   seitliche Ansicht von Bild 198

Ohne die Position der Arme und Schultern zu verändern, drehen wir den Kopf nach rechts hinten und bewegen die rechte Hüfte in Richtung Kopf. Dabei wird die linke Rückenseite gedehnt. Wir atmen aus.

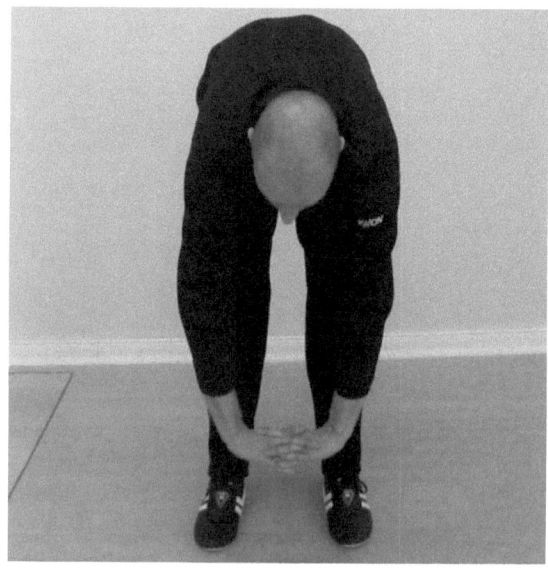

200

Wir drehen den Kopf nach vorne und entspannen uns. Die Bewegung wird nach jeder Seite insgesamt dreimal ausgeführt, bis wir wieder bei der Position des Bildes 200 angelangt sind.

3.9. Abschlussübung und Abschlussposition

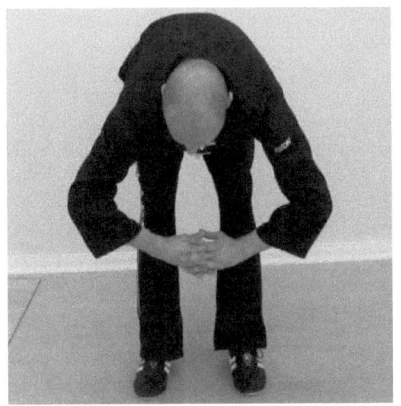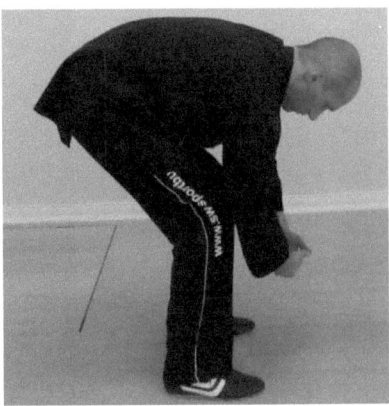

201   202 seitliche Ansicht von Bild 201

Wir beugen leicht die Knie, heben die verschränkten Hände durch Beugen der Ellenbogengelenke an und drehen die Handinnenflächen nach oben.

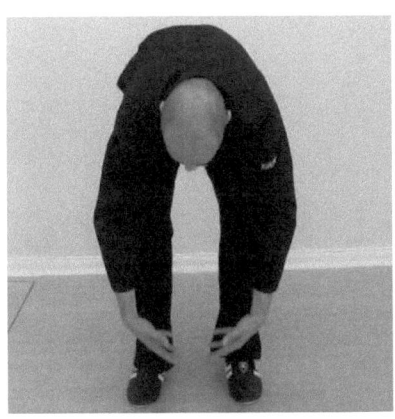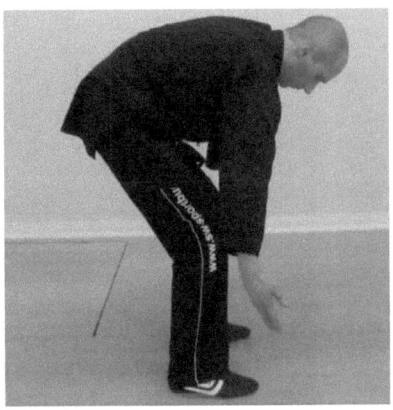

203   204 seitliche Ansicht von Bild 203

Die Hände lösen sich aus ihrer Verschränkung und die Arme werden nach außen geführt.

97

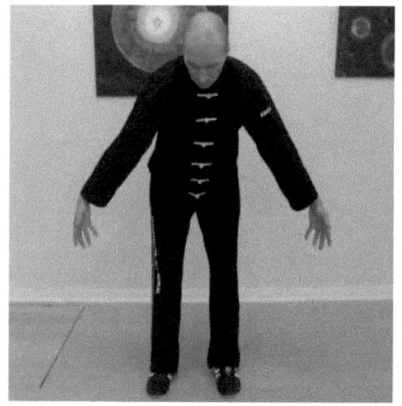 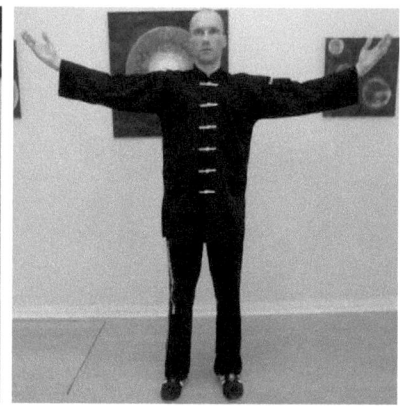

205   206

Wir heben die Hände mit gestreckten Armen weiter an, richten unseren Oberkörper auf und strecken unsere Knie. Bei der Aufwärtsbewegung atmen wir ein.

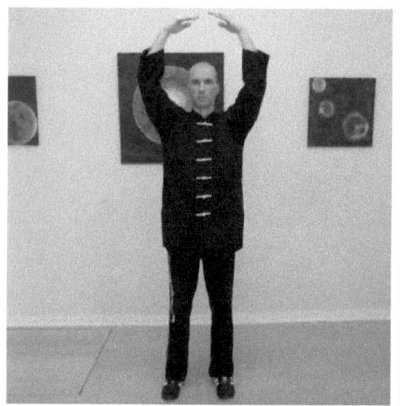 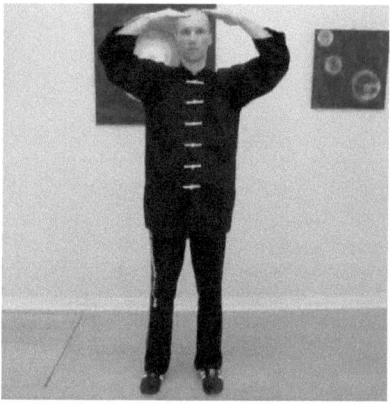

207   208

Wir heben die Hände bis über den Kopf mit nach unten gerichteten Innenflächen an und bilden dort ein „Dach" (Bild 207). Dann drücken wir die Handflächen vor unserem Körper nach unten und atmen aus (Bild 208).

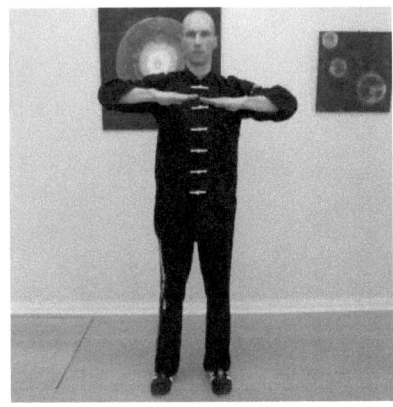
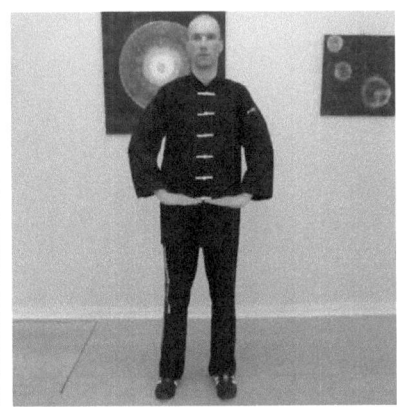

209 210

Die Hände werden mit aufeinander gerichteten Fingern dicht am Körper bis kurz unter den Bauchnabel nach unten geführt. Damit leiten wir das Qi in unser unteres Dantian. Wir heben die Arme wieder an und führen die Bewegungen der Bilder 206-210 insgesamt dreimal aus.

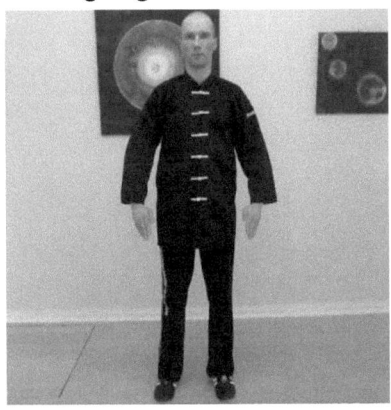
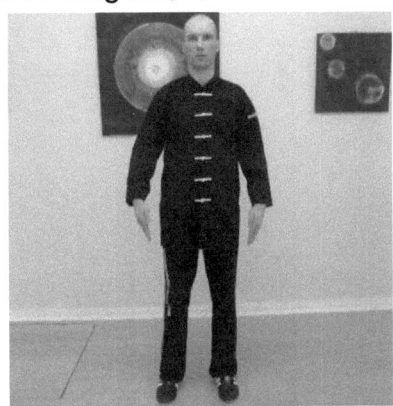

211 212

Nach dem dritten Mal bei der Position 210 angekommen, führen wir die Hände jeweils an die Körperaußenseite.

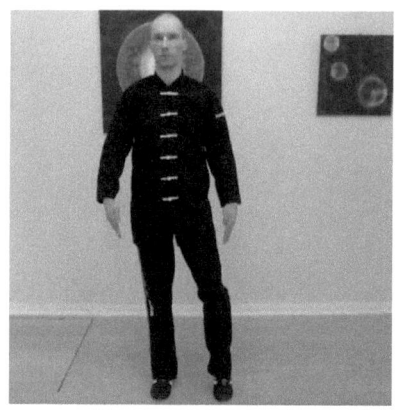 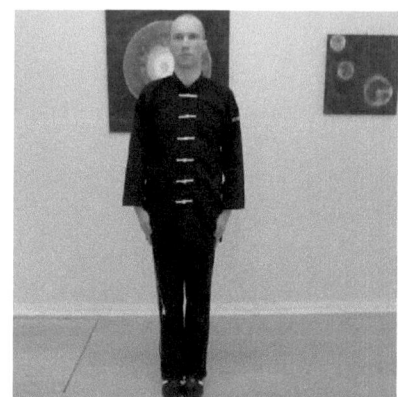

213 214

Wir verlagern unser Körpergewicht auf das rechte Bein und rollen unseren linken Fuß beginnend von der Ferse hoch, heben ihn an und setzen ihn neben unser Standbein in die Ausgangsstellung. Die Knie sind durchgestreckt. Die Arme hängen rechts und links am Körper anliegend herab. Das Körpergewicht ist gleichmäßig auf beide Beine verteilt. Der Blick ist nach vorne gerichtet.

Die Übung ist beendet!

4. **Buchempfehlungen**

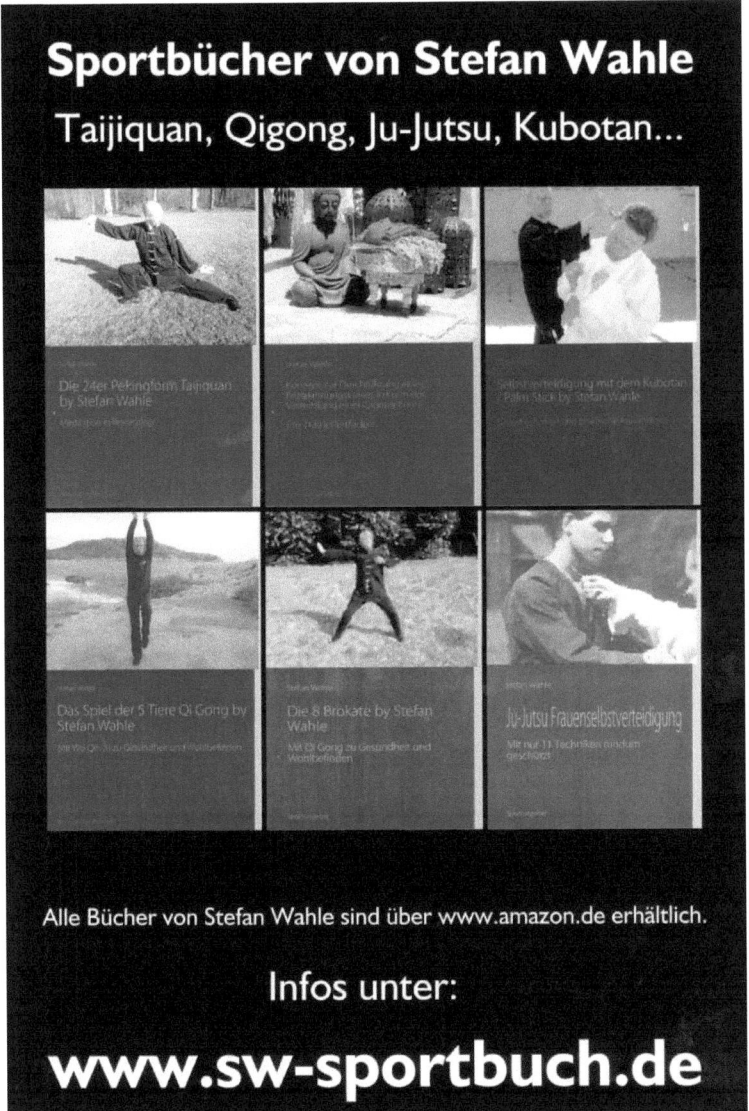

„Die 24er Pekingform Taijiquan by Stefan Wahle"

- Meditation in Bewegung -

ISBN 978-3-8423-8185-8

zu beziehen über den Buchhandel oder über
www.amazon.de

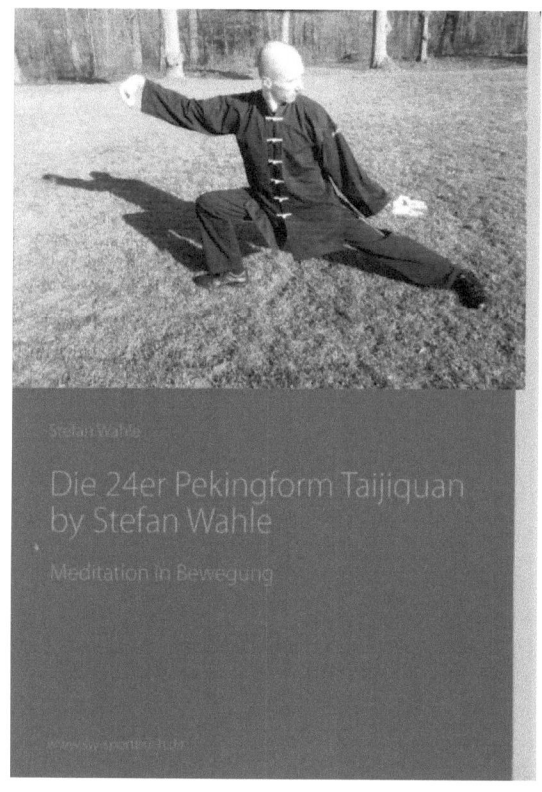

Die 24er Pekingform Taijiquan im Yang-Stil wird mit über 200 Fotos im Detail dargestellt. Jeder kleine Zwischenschritt dieser beliebten Taiji-Form ist erkennbar und auch für Anfänger nachvollziehbar. Ergänzt wird das Ganze durch ausführlich erklärende Texte. Die Pekingform ist ideal, um einen ersten Einstieg ins Taiji sowie Harmonie von Körper, Geist und Seele zu finden. Der Autor ist Mitglied im Taijiquan & Qigong Netzwerk Deutschland e.V..

Paperback, 116 Seiten, über 200 Fotos

Verlag BoD Norderstedt

Preis: EUR 9,95

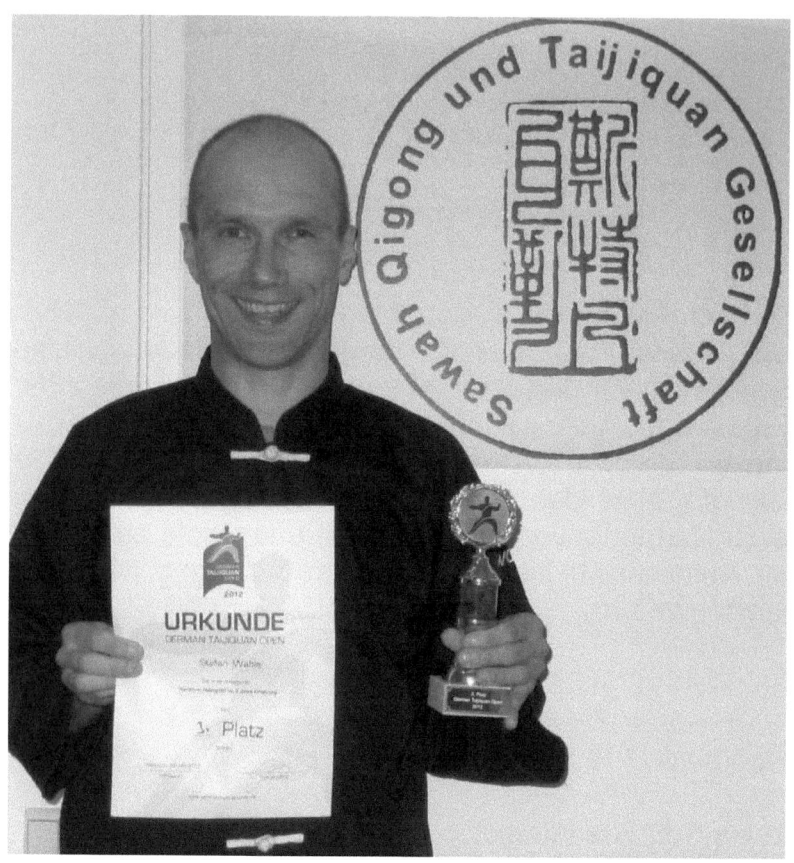

3. Platz bei den German Taijiquan Open 2012 in Hannover

Die GTO 2012 waren die ersten offiziellen Meisterschaften für Taijiquan in Deutschland, getragen von folgenden Verbänden und Organisationen:
- Taijiquan und Qigong Netzwerk Deutschland,
- Chen Stil Taijiquan Netzwerk Deutschland,
- Taiji Europa und
- Wu Wei Hamburg.

5. Über den Autor

Trainerqualifikationen und Graduierungen
- Entspannungstrainer, Note 1
- Trainer für Sportrehabilitation, Note 1
- Fitnesstrainer B-Lizenz, Note 1
- Lehrer für Qigong, zertifiziert durch TQN + DDQT
- Lehrbefähigungsnachweis Ju-Jutsu, 1990
- Prüferlizenz Ju-Jutsu von verschiedenen Verbänden, erstmals 1992
- 5. Dan Ju-Jutsu, Lehrer für Ju-Jutsu
- Krav Maga Instructor verschiedener Verbände

Wettkampferfolge
- 1. Platz Hamburger Meisterschaft Ju-Jutsu-Formenwettkampf 1992
- 3. Platz Hamburger Meisterschaft Ju-Jutsu Kampf 1995
- 3. Platz Hamburger Meisterschaft Ju-Jutsu Kampf 1994
- 4. Platz Internationale Deutsche Meisterschaften moderne Kata 1997 in Lauenburg
- 4. Platz Deutsche Meisterschaft Ju-Jutsu-Formenwettkampf 1992
- 5. Platz Hamburger Meisterschaft Ju-Jutsu Kampf 1996
- 1. Platz "zweiter happy run" 5 Km Nordic-Walking in Wahlstedt 2010
- 3. Platz Sparkassen-Ostseelauf Timmendorfer Strand Nordic-Walking 5 Km 2010
- 3. Platz German Taijiquan Open 2012 in Hannover
- 4. Platz Wu Wei Cup 2012 in Hamburg
- 1. Platz Sparkassen-Ostseelauf Timmendorfer Strand Nordic-Walking 5 Km 2013
- 1. Platz Stadtwerkelauf Tornesch 5 Km Walking 2013

Veröffentlichungen
- diverse Sammelbände 2014
- Buch Rückenqigong 2014
- Buch Kurskonzept Frauenselbstverteidigung 2014
- Buch „Die 6 heilenden Laute" 2013
- Buch „Das muskel- und sehnenstärkende Qigong" 2012
- Buch „Sawah Kung Fu Grundtechniken" 2012
- Buch „Shaolin Qin Na Sawah Kuen" 2012
- Buch „Taijiquan für Einsteiger..." 2012
- Buch „Krav Maga - Grundtechniken..." 2012
- Buch „Das Spiel der 5 Tiere Qi Gong ..." 2011
- Buch „Die 8 Brokate by Stefan Wahle" 2010
- Buch „Ju-Jutsu Frauenselbstverteidigung" 2010
- Buch „Optimiertes Krafttraining mit der ILB-Methode"
  2009
- Buch „Ju-Jutsu Straßenkampftechniken" überarbeitete
  Neuauflage 2009
- Artikel „Optimiertes Krafttraining mit der ILB-Methode" in
  der Zeitschrift „shape up Trainer´s only", Heft Nr. 5
  2009
- Buchveröffentlichung „Realistische
  Frauenselbstverteidigung" 1994/95
- Buch „Ju-Jutsu Straßenkampftechniken" 1993

Auszeichnungen
- Budoka Award der Martial Arts Association 2013
- Ehrenkreuz der Martial Arts Association (MAA) 2012
- Hall of Fame + Dragon Medal der MAA 2011
- Verleihung der Ehrenmedaille durch den American
  Ju-Jutsu Landesverband Hamburg e.V.
  für den Aufbau der Akademie für
  Frauenselbstverteidigung 1997

Besondere Lehrgänge
- Lehrgang bei Dan Inosanto, Schüler von Bruce Lee
1996 in Speyer

Tätigkeiten
seit 2008   Fernstudium Fitness
                            an der BSA Akademie
                            anerkannt durch den
                            DSSV e.V.
seit 2001   freiberuflicher Trainer

1993 bis 2001   Landestrainer beim American
                            Ju-Jutsu Landesverband
                            Hamburg e.V.

Mitglied in den Verbänden (Stand 01/2014)
- Taijiquan & Qigong Netzwerk Deutschland e.V.
- Chinesisch-Deutscher Kampfkunstverein e.V.
- Martial Arts Association - Int.
- Deutsche Budo Organisation e.V.
- Krav Maga Sawah Organisation Deutschland
- World Krav Maga Association
- Zertifizierung durch das Deutsche Trainerregister
- Deutsches Dan-Kollegium e.V. - DDK
- Deutsche Kampfkunst Föderation e.V.
- Sawah Qigong und Taijiquan Gesellschaft
- American Ju-Jutsu Landesverband Hamburg von 1993
- F.T.U. Freie Taekwondo Union

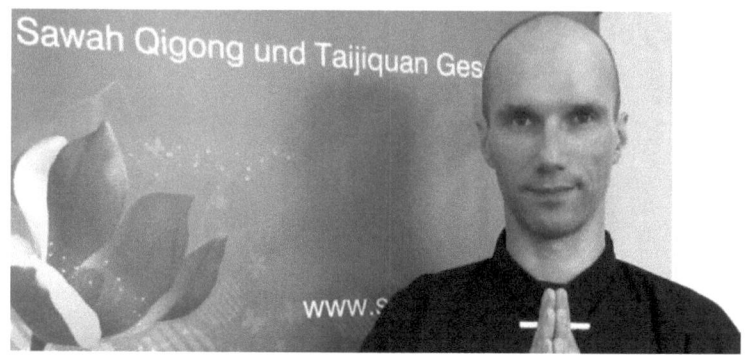

Man kann mich als Personal Trainer für folgende Bereiche buchen:

- Muskelaufbautraining mit Geräten,
- Cardio-Training,
- Boxtraining,
- Nordic-Walking,
- Selbstverteidigung,
- Qigong, Taijiquan,
- gemeinsame Entwicklung von Trainingsplänen mit erreichbaren Zielen.

Kontakt:

Stefan Wahle

E-Mail: info@sw-sportbuch.de

Internet: www.sw-sportbuch.de

Fan-Page von Stefan Wahle bei Facebook.com:
http://www.facebook.com/Stefan.Wahle.Autor

6. Vorstellung der Gesellschaft

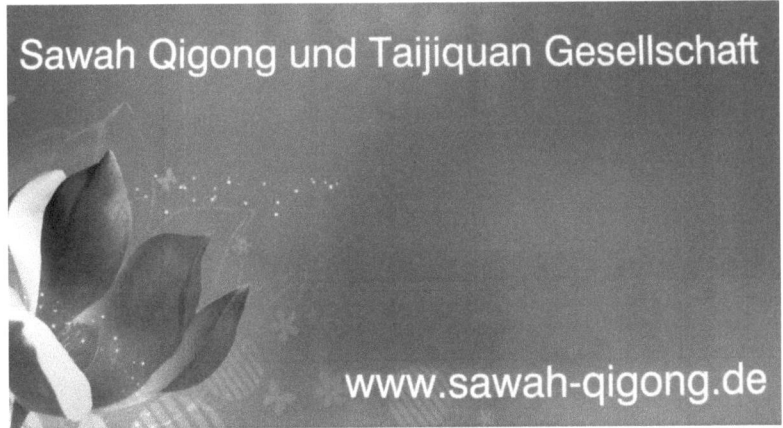

Die **Sawah® Qigong und Taijiquan Gesellschaft** ist der Fachverband für

- Qigong,

- Taijiquan und

- Kung Fu

im **Sawah® Stil** und betreibt in diesen Bereichen Lehre und Forschung.

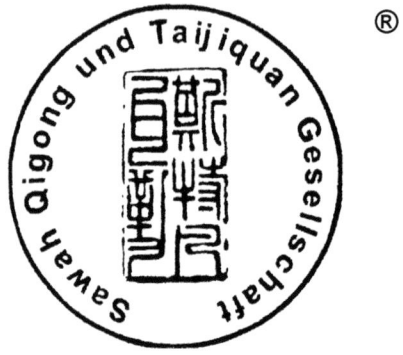

®

Internet: www.sawah-qigong.de

E-Mail: info@sawah-qigong.de

Die Gesellschaft hat eine Gruppe bei Xing:
Qigong & Taijiquan Deutschland
http://www.xing.com/net/sawah

Gruppen bei Facebook:
Qigong Deutschland
Taijiquan Deutschland

Seite bei Facebook:
Sawah Qigong und Taijiquan Gesellschaft

Gruppen bei linkedin.com:
Qigong Deutschland
Tai Chi Chuan Deutschland

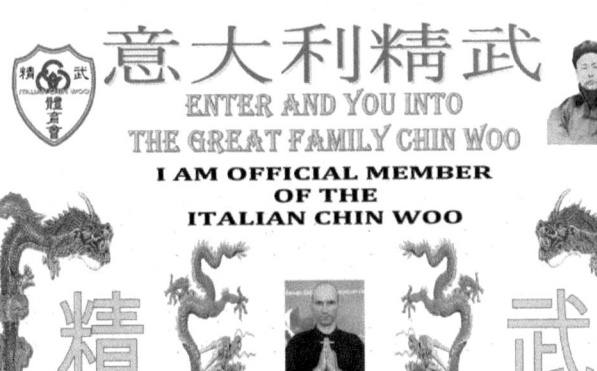

ENTER AND YOU INTO
THE GREAT FAMILY CHIN WOO

I AM OFFICIAL MEMBER
OF THE
ITALIAN CHIN WOO

Master Stefan Wahle

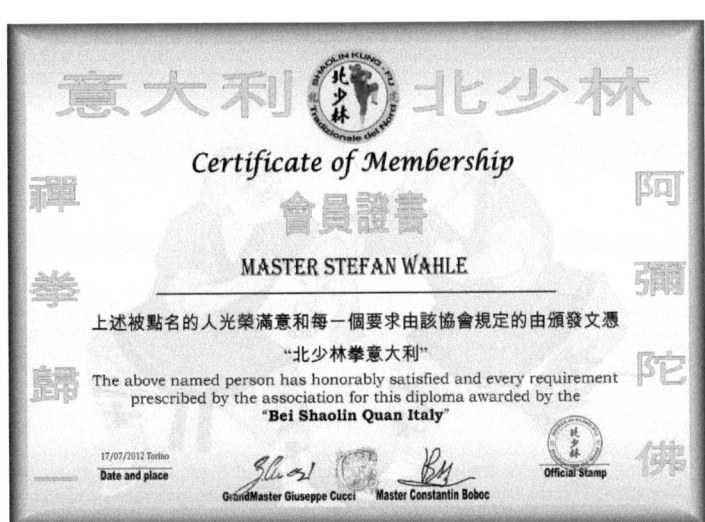

Certificate of Membership

會員證書

MASTER STEFAN WAHLE

上述被點名的人光榮滿意和每一個要求由該協會規定的由頒發文憑
"北少林拳意大利"

The above named person has honorably satisfied and every requirement
prescribed by the association for this diploma awarded by the
"Bei Shaolin Quan Italy"

17/07/2012 Torino
Date and place

GrandMaster Giuseppe Cucci   Master Constantin Boboc

Official Stamp

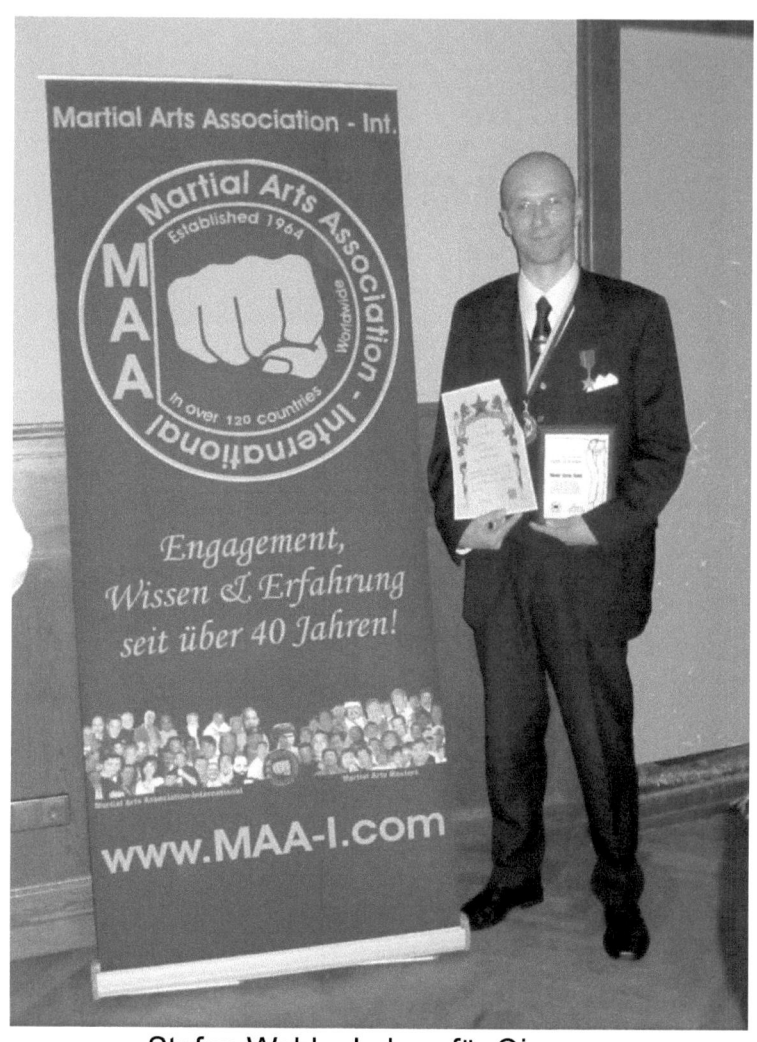

Stefan Wahle, Lehrer für Qigong

www.sw-sportbuch.de